会销演讲系列丛书

大健康连锁店
运营管理策略

HEALTH CHAIN

彭 博◎著

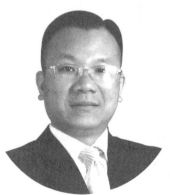

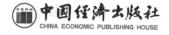

中国经济出版社
CHINA ECONOMIC PUBLISHING HOUSE

·北京·

图书在版编目（CIP）数据

大健康连锁店运营管理策略/彭博著.
北京：中国经济出版社，2016.5（2024.1重印）
（会销演讲系列丛书）
ISBN 978 - 7 - 5136 - 4200 - 2

Ⅰ.①大… Ⅱ.①彭… Ⅲ.①医疗卫生服务—服务业—
连锁店—经营管理—中国 Ⅳ.①R199.2 ②F717.6

中国版本图书馆 CIP 数据核字（2016）第 059594 号

责任编辑	贾轶杰
责任审读	贺　静
责任印制	马小宾
封面设计	任燕飞

出版发行	中国经济出版社
印 刷 者	三河市同力彩印有限公司
经 销 者	各地新华书店
开　本	710mm×1000mm　1/16
印　张	12.5
字　数	145 千字
版　次	2016 年 5 月第 1 版
印　次	2024 年 1 月第 2 次
定　价	48.00 元

广告经营许可证　京西工商广字第 8179 号

中国经济出版社 网址 www.economyph.com 社址 北京市东城区安定门外大街 58 号 邮编 100011
本版图书如存在印装质量问题，请与本社销售中心联系调换（联系电话：010－57512564）

序言　上帝给你关上一扇门，堵上所有窗，你可以推开那堵墙

一个为梦想点燃激情的人，一个用拼搏书写传奇的人，一个口含石子与口吃顽疾舌战的斗士，一个从结巴华丽转身为讲师的演说家。如果能够结识这样的朋友，真是荣幸之至。而我，就是其中幸运的一个。

他，就是本书的作者彭博。他的畅销书《点燃工作激情》和《引爆能量，业绩倍增》等，成为职场打拼者的加油站；他的力作《会销演讲》被知名人士誉为"会销圣经"。他创办的炎黄"彭博汇"会销讲师学院将成就一亿人学会会销演讲的梦想，同时帮助失学的有志青年免费学习会销演讲，并辅助他们就业、创业。

我和彭博已认识多年，在事业上有过合作，听过他的课程，参加过他的培训，同时在私下也是很好的朋友。在我的印象中，他是一个待人诚恳且非常优秀的人，在业界具有一定的知名度。他的所有著作我都看过，可以说每本著作都能够实实在在地解决一些问题，用我们行业的话说，都是干货。本书在未出版前我是第一个看到的人，倍感幸运。我相信当你阅读完这本书之后，一定会收获满满。

当然，我写这篇序并不是为了赞扬标榜彭博老师，只是想把我个人对彭博老师的感受客观地陈述给每一位读者，让每一位想成功还未成功、依然奔跑在成功路上的人，更多地了解他、认识他，如果有可能，希望你能够结识他，用他的经历及故事激励更多的人勇敢、努力、坚强地面对现状，更快地获得成功。

在他众多的著作中，我对其中一本印象颇为深刻，叫《会销演讲》，被业界誉为"会销圣经"。这本书我从头到尾看了不下两遍，是我的枕边书，它不但详细阐述了会销的重要性、会销技巧，更是有远观性地阐述了会销演讲未来应有的模式，是一本非常有质量的书。

有这样一部电影：

一个患有严重口吃的年轻保安，应聘上环保产品公司的销售员；

一个傲气的白富美居然爱上了一个身无分文的小结巴；

一个销售状元，毫无保留地把自己的销售经验与大家分享；

一个中专没有毕业的年轻人，却成为会销讲师训练营的创始人。

为何200万年薪的经理岗位留不住他的身？为何起心动念助人成功的使命占据了他的心？他有着怎样一段艰苦创业的人生经历？他有着怎样一场刻骨铭心的爱情故事？

你或许认为，这就是一部虚构的电影，错！这是一部由真实故事改编的电影，电影中的主人公就是本书的作者彭博，电影的名字叫《舌战》，希望每个人都能够去观看这部电影，因为每个人都能够从这部电影中吸取强大的能量。

山涧清风，海上明月，岁月妥帖，坎坷人生旅途。朋友们，如果上帝给你关上了门，堵上了窗，其实你还可以像彭博一样，推开那堵墙。

香港城市大学博士

上海量健生物科技发展有限公司 CEO

上海诺鼎生物科技有限公司董事长

张标

2016 年 4 月 11 日

前　言

从事演讲事业多年，经营健康产业数十载，经历了相关政策的更新以及诸多的风风雨雨、坎坎坷坷。从幼稚到成熟，从学生到讲师，从一个默默无闻的保安到受人尊敬的演讲家，这一切似乎是一场梦。

而我认为变化更大的不是一个人的经历，而是健康产业的发展以及人们对健康认识的变迁。过去，很多人认为不生病或者身体健壮就是健康，但是，人吃五谷杂粮，哪有不生病之理，所以有了养生概念。所谓"养生"，通俗地讲就是通过保健品及其他方式调理身体，让身体健壮或者少生病，这本是一个积极正确的理念，可由于一些心术不正之人的不正当经营，导致这个概念有一段时间在人们的心里与欺骗、忽悠挂在了一起，错误地引导了人们对健康的理解。

还好，社会是进步的，人们的思想认识也是进步的，随着行业的规范以及国家相关政策的约束，健康产业已走向了正轨，同时，以往一些传统的健康产业运营模式也被限制。于是，健康产业连锁店这个概念出现了。

很多人会问，为什么要以连锁店的模式来经营健康产业呢？大致有这样几个原因：

首先，社区健康养老是每一个人将来都会面临的重大问题，尤其随着城镇化的不断完善，这种需求会不断增加。而对于健康产业来说，要想做大一个品牌，最好的方式就是将产品放在人们居住地周围，方便人们体验。所以，健康品牌体验店就会出现。

其次，随着互联网的发展，人们对互联网的依赖性越来越强，这就需要线上线下相结合。可以运用低成本的网络营销模式将线上的客户引流到线下体验，而让客户体验最方便及最合适的地方就是距离他们最近的连锁店。

最后，会销其实是一种非常不错的销售模式，将连锁店与会销结合起来，是未来健康产业发展的必然趋势。

显然，健康产业连锁店是符合人们未来需求的，但是，大多数从事健康产业的人对如何创建以及运营连锁店并不是很了解，如店面与会销的结合、产品展示及体验、日常管理、体验营销、开发客户、售后服务以及店长如何进行销讲等。为此，我写了这本书，希望这本书能够帮助从事健康产业的人解决以上问题，从而推动健康产业的发展，提升国民的体质。

目　录

第十一章 健康产业 O2O 模式

第 一 章

健康产业连锁店发展前景

为什么开设健康产业连锁店

20世纪90年代以前，人们对健康的判断标准是身体有没有产生疾病。比如说感冒了，表示身体发出了不健康的信号；得重病了，表示身体的健康状态遭到严重破坏。那个年代，人们对健康的要求很简单——不得病。

随着生活水平的提高，人们对健康的重视程度也逐渐提高，不再以生病与否来判断身体的健康程度，亚健康以及一些潜在的疾病也越来越引起重视。于是，养生的概念渐渐深入人心，琳琅满目的保健品不断出现在人们的视野当中。

作为健康产业经营者，更要为民众合理合法、快速有效地提供优质健康产品，与消费者构建便捷的联结方式。过去，健康产业常用会销这一经营方式，即将消费者召集在一起，通过开会的方式向消费者介绍产品、进行销售。这一方式曾经取得了良好的效果。只要会销讲师能够全方位地将产品进行说明，正确地引导消费者，通常一个会销取得的业绩要抵得上门店一个星期的业绩。

然而，会销方式也存在一些弊端。一方面，会销模式被很多低端经营者不正当运用，把现场搞得如同非法传销一般，在社会中造成了很坏的影响，给大众留下了不好的印象。很多消费者一听说是会销，想也不想就会认为那是骗人的。因此，会销已经越来越难做了。

另一方面，国家及各地政府也出台了相关规定，不允许以会议的方式进行保健品营销。这一规定让很多健康产业从业者不知道何去何从。

话说回来，即使国家不出台这些规定，会销做到今天也该到重新洗牌的时候了。如前面分析的，会销的不规范经营、市场的掠夺式开发，已经让会销的诚信度降到了最低点，再加上一些假冒伪劣产品的泛滥，让民众谈到会销就会想到欺骗，让政府看到会销就会想到限制。

当然，投身健康产业本身没有错，也是明智的选择。综观中国健康产业，销售额已经突破了千亿元大关，所以整个形势还是良好的。那么，要继续从事健康产业，就需要开发一种新的经营模式，那就是本书的重点——健康产业连锁店。随着互联网近年的高速发展及普及，我们可以将健康产业与互联网相融合。从这个角度经营，大健康时代将会迎来一个新的春天。

健康产业连锁店模式可以有效地避免单纯的会销模式引发的种种弊端，主要体现在以下几个方面：

首先，实体店提升信任度。虽然现在网购非常火爆，但是关乎身体健康养生的产品，人们还是习惯去实体店购买。一方面，实体店可以亲眼看到、摸到、闻到产品,方便顾客进行全方位的了解,认为适合再购买;另一方面,即使产品出现问题,也可以找到店家进行协商,因为店铺是跑不掉的。尤其对于一些老年人来说,他们更认同这一点。

其次,实体店与会销相结合,可以合理合法地发挥会销的优势。如今,走在大街上,随处可见一些健康产业的连锁店,如养生会所、中医养生馆等。如果你仔细观察,就会发现这些养生实体店大多以连锁店的方式经营。经营者可以收集各连锁店的潜在客户,安排会销讲师进行周期性的会销,效果不亚于传统的会销模式。

最后,互联网这几年发展异常迅速,这一点相信每一个人都深有体会。当然,健康产业连锁店的发展也离不开互联网行业,尤其是在用户信息的采集、利用大数据分析锁定客户、产业布局等方面,互联网起到了不可比拟的作用。

例如,大家熟悉的修正药业,他们的发展规划充分结合了互联网模式。线下,他们设立有修元堂、修养堂、修正堂三大连锁店,各个连锁店的主营产品也不尽相同:修元堂主要以传统滋补品、功能食品为主;修养堂主要以保健品和五行膳食为主;修正堂主要以药品和医疗器械为主。线上,他们构建有"三修健康网"和"三修健康商城",并与中国教育电视台合作推出"全民话健康"栏目。

在线下,修正药业的产品通过连锁店的形式深入人心,与客户零距离接触,获得了客户的信任和好感,树立了良好的用户口碑。在线上,从提供健康知识、展示企业风采的角度讲,有"三修健康网";从销售营销的角度讲,有"三修健康商城"。单从这两个网站来看,除了产品体验,客户的需求基本上都可以通过线上满足。此外,通过与知名媒体的合作,他们加强了品牌宣传力度,提升了品牌的知名度，强化了产品在客户心中的地位。尤其在互联网发展如火如荼的今天，这种线下连锁店、线上网络平台组合的方式，不可小觑。

从修正药业的例子可以看出，互联网的介入让健康产业连锁店更具优势。连锁店解决了客户的信任问题，互联网解决了客户的信息问题，从而有效地提升了健康产业的发展。所以，在大健康时代，健康产业连锁店是时代发展的需求，更是众多健康产业经营者需要把握的时代命脉。

健康产业连锁店优势

在商业法则中，竞争永远存在。这也是自然界的生存法则，适者生存。从前面的内容中我们可以肯定，健康产业连锁店是有前景的。那么，话说回来，既然有前景，我们就要做好它。而要做好它，我们就必须了解其优势，然后充分运用。所以，我们就从市场竞争中来分析健康产业连锁店的优势，从而为从业者的运营方向及运营策略提供参考。

第一，落地可见，彰显企业实力。与会销模式相比，连锁店最大的优势就是能够让消费者看到企业的实力。记得几年前，有一次我陪老婆逛街买衣服，看到一家装修奢华的门店，就想径直走进去，却被老婆拽住了。我不解地问："怎么了，不是要买衣服吗？这家店就不错啊！"

老婆说："你看这家店，虽然装修不错，但牌子我都没听过，我不放心。"

我问："那去什么样的店你才放心？"

老婆说："最起码得是那种全国连锁店，这种店的衣服质量才靠谱。"

我问："为什么非得要去连锁店呢？你看这家店装修这么奢华，

衣服不都一样吗？"

老婆说："那咋能一样！开连锁店的都是有实力的企业，因为有实力，他们的衣服质量、售后才会有保障，懂不？"

当然，老婆的观点也不一定正确，开连锁店的不一定是有实力的企业，有实力的企业也不一定都会开连锁店。但是，对于消费者而言，连锁店能够在很大程度上赢得他们的信任。尤其是当今经销商动不动就卷款跑路，忽悠欺骗术越来越高明，让很多消费者时刻都揣着一颗戒备的心，生怕被欺骗、被忽悠，很是耗费精力。因此，为了最大限度地保证自己的利益不被侵犯，在购物中他们都会选择连锁店。

这一点在生活中很常见，如去超市购物，大多数人都会选择一些大型连锁超市，如家乐福、苏宁等；买电器，必须去品牌连锁店，这样的产品售后才有保证；等等。对于健康产业而言，我们要传递给消费者的也必须是这样的信息，而连锁店就是传递这种信息的途径之一。它能够去掉消费者心中的部分顾虑，品牌一旦成熟，消费者会毫不犹豫地选择你的产品。

第二，真实体验，充分展示产品。在以往的会销模式中，向消费者介绍产品只能通过实验来展示。如净水器，把使用过净水器的水和没用过净水器的水放在一起，然后加入某些物质，对比两种水的区别来体现净水器的优势；又如某些料理机，通过把用料理机处理过的食品和没用料理机处理过的食品做比较，来体现前者更利于人体吸收等。由于是会销，所以展示的时间非常有限，消费者不能亲自体验，往往无法充分了解产品。

连锁店则不同，我们可以在店里设置体验产品所需的一切器材及方法，不但让消费者真实地看到，还可以引导其亲自体验，来感受产品对自身健康的优势。对于一些消费谨慎的客户，我们可以每天邀请其来体验。这类消费者在会销中可能不会购买，但通过这种重复体验的方式，只要我们的产品过硬，他一定会购买。也就是说，连锁店能够为客户提供充分的产品体验，通杀一切有需求的客户。

第三，接地气，与市场零距离接触。会销模式经营者收集客户市场信息的渠道通常是第三方媒介，如网络媒体报道、行业论坛、行业年报等。这类信息的真实性是没有问题的，但最大的问题是信息严重滞后，导致经营者的经营决策滞后，继而影响产品供应、营销方式等方面的滞后。而通过连锁店，经营者能够第一时间接触客户、接触市场，收集到有关信息，从而快速准确地制定经营决策。

第四，提升经营者能力。在与消费者、市场零距离接触的过程中，经营者能够清晰地看到自己的不足，更能体会到市场的竞争力和行业的压力。这种氛围可在一定程度上促使经营者学习，提升经营者的市场反应力，放远经营者的眼光，扩大经营者的胸怀，促使经营者越发成熟。

综观当前健康产业的发展，健康产业连锁店是未来的趋势，是健康产业良好发展的主要方向，这一点值得每一个从事健康产业的人去重视、尝试。

生态健康产业连锁店

所谓生态健康，是指人们在生活中，与社会环境、身体环境、生物环境、自然环境等保持一种可持续发展的、协调的健康状态。生态健康产业便经营一些与此相关的产品。例如，对做生态旅游的人来说，生态健康产业就是提供满足人体生理和心理的健康需求，符合环保要求的产品、设施、环境；对做生态食品的人来说，生态健康产业就是生产天然、无公害、有利于人体健康的食品，等等。我认为，生态健康产业就是以大自然为原料，以人体健康为本，生产适合人体需求的产品。

生态健康产业在西方发展已较为成熟，而在中国正处于刚起步阶段，尤其这几年渐渐兴盛起来，很多投资者开始投资生态旅游、生态食品种植、生态居住环境等项目。显然，在生活环境日益恶化的今天，PM2.5治理滞后的时期，人们对环境的担忧日益加剧，对身体健康的关注达到了前所未有的高度，因而，这类项目是符合人类发展需求的，更是符合社会发展的。

既然生态健康产业如此重要，那么构建生态健康连锁店是否有助于该行业的发展呢？

这里以生态健康食品为例，以往，纯天然健康食品由于成本高、价格贵，对于大多数人来说是一种奢侈品，不太容易被接受，而且潜在客户也少之又少。为此，很多经营者采用会销模式进行销售。经营者只能一方面通过此方式维持企业的运营，一方面期待消费者健康意识的提高。而今天，经营者的机会来了，随着生活水平的提高及环境的不断恶化，越来越多的人开始认可、接受并且寻找原生态天然食品。

这时仅通过会销的模式进行营销已经行不通了，由于生态健康产品的潜在客户已越来越多，通过连锁店的形式经营，再结合之前的会销模式，由会销讲师在店里进行讲解，效果要好很多。

所以说，在当前社会环境下，开设生态健康产业连锁店是最恰当的。在一个城市，你会发现很多土特产店、天然食品专卖店等，他们看中的就是当前的商机，这其实也是一种健康产业连锁店的形式。

对于健康产业经营者来说，要做好自己的品牌，在竞争中不成为"炮灰"，就要对竞争对手及自身有一个清晰的认识。比如你要在某个地方开设连锁店，自己的定位是什么？本地竞争对手的定位是什么？你和对方的差别在哪里？大家都是经营生态健康产业连锁店的，你需要考虑是否更换产品档次，形成在定位上的差异。当然，我所讲的差异并不是说你要经营高端产品，而是要和对手的产品形成对比，形成"他有你强、他无你有"的格局，从而占据市场主动权。

俗话说，"当局者迷，旁观者清"，从人性的角度讲，一个人了解他人很容易，而要做到了解自己是一件很难的事情。作为生态健康产业连锁店的经营者亦是如此，为此，我们要对自己的产品有明确的定位，除了把握差异化经营的方式外，还要结合市场的需求。

例如，在某一个区域，大多数产品处于滞销的状态，那么你要进入这个区域扭转这一状态就比较困难；而如果竞争对手的品牌在某区域经营得非常好，那么你也不妨进入该区域分得一杯羹。关于健康产业连锁店的运营后面将会做详细的介绍，这里不再赘述。

总之，生态健康产业包含的领域较多，如健康食品、健康用品、健康运动、医疗服务、文化养生、生态养老等，这些产品的连锁店在将来都有很大的发展前景。经营者需要根据自己的行业特点规划连锁模式，在开设连锁店时根据当地的情况采用经营策略，从而取得经营上的成功。

老年健康产业连锁店

早在 2011 年，国务院印发的《中国老龄事业发展"十二五"规划》中就已指出，老年增长高峰已经开始，老龄化的速度将越来越快。从 2011 年到 2015 年，全国 60 岁以上的老人将由 1.7 亿增长到 2.21 亿，平均每年增长 860 万，老年人口比重将由 13.3% 增加到 16%，平均每年递增 0.54 个百分点。

规划中还提出，老龄化进程与家庭小型化、空巢化相伴随，与经济社会转型期的矛盾相交织，社会养老保障和养老服务的需求将急剧增加。也就是说，由于老龄化的加快，在未来仅仅依靠社会养老保障制度难以满足日益增长的养老需求。

在 2014 年，民政部副部长在国务院新闻办公室举行的新闻发布会上告诉我们，我国 60 岁以上老年人的数量已超过 2 个亿，占总人口的 14.9%。

从以上的数据中我们可以清晰地看到，由于老龄化的急速增长，老年人健康养老需求也愈加强烈，而社会养老保障制度与老龄人口急速增加的现状又无法匹配，所以，有关专家指出，目前中国养老保障形势严峻。这对于政府来说是一个挑战，而对于从事健康产业的经营者来说却是一个良好的商业机遇。市场需要民营资本介入老年健康产业，这是政府的需求，也是社会的需求。

从商业的角度分析，这2亿多的老年人就是我们的客户，而且这个数据还在以每年3.2%的速度增长。单从数量上来说，这么庞大的客户群让我们没有理由怀疑甚至拒绝从事老年健康产业。

人口老龄化加速增长，疾病、意外伤残等数量就会随之提升。随着现代医疗水平的提高，我们的寿命也在逐渐延长。一方面，老年人对健康的需求增加；另一方面，老年人的健康维护时间也在延长。由此，对健康产品的需求也在不断增大，如医药、医疗器械等。

健康产业是第一、第二、第三产业的综合产业，在中国还处于起步阶段，服务水平、产业规模、产业类别还远远低于市场需求，与西方一些发达国家相比，更是相去甚远。拿医疗器械来说，美国医疗器械产品和药品的比例为6:4，在中国仅仅只有9:1，这说明医疗器械和市场需求不配套。

尽管近几年很多老年健康产品采用了经销商渠道零售、代理、网购、连锁经营等多种模式，但大多采用的是商场和药店模式。而老年人的特点是行动不便、不喜欢逛街等，也就是说这种模式与老年人消费特点不匹配。例如，我有一个朋友，他父亲75岁，行动不便。于是他去距家3公里远的商场给父亲买了一个轮椅，买回来用了一段时间后发现不合适，他又来回跑了三次商场才买到了适合父亲的轮椅。

试想一下，如果当时我朋友父亲所居住的社区建立了老年健康用品连锁店，销售有轮椅这样的产品，而且配有专业的老年健康专员，那么，朋友只需要带着父亲来到这家店，通过向健康专员咨询、体验，就能够一次性买一个合适的轮椅。

此外，当前中国健康产业的销售模式还有一个弊端，那就是代理机制层层剥皮，导致出现价位高、标识混乱、产品没有行业标准、售后服务不足等问题。很多老年人有需求，但不知道买什么、去哪里买、不敢买和买不起，所有这些都暴露了健康产业传统营销模式的弊端。

出现以上问题的原因主要有三个：第一，政府针对老年健康产业的相关政策不健全，无法落地，只是在方向上进行规范，没有细化；第二，健康产业产品缺乏行业标准，各自为政，没有规范化；第三，生产和营销模式滞后，与消费者需求不匹配。对于第一点和第二点，健康产业经营者无法左右，需依靠政府及相关部门来解决，而第三点是健康产业经营者可以操控并突破的。

我们知道，家电连锁经营模式的出现取代了商场经营模式，比如苏宁电器。因为这种模式规模大、品种全、价格低、服务专业，很快便赢得了消费者的认可。同样，这种模式在老年健康产业也是可以复制的，而放眼当下，老年健康产业连锁店似乎很少。

由此来看，随着老年健康产业市场需求的增大，开设老年健康产业连锁店更能够满足老年人的消费需求，符合当前中国老年健康产业的发展状态，是必然的营销模式，更是中国老年健康产业的发展方向。

家庭健康产业连锁店

所谓家庭健康产业连锁店，就是运用连锁店的经营模式销售一些家庭常用的健康产品。如血压计、血糖仪、血氧仪、体温计、心血管检测仪、血脂检测仪、听诊器、测精宝、避孕仪、家用心电图、计步器等各种家用检测仪；三高治疗仪、磁疗仪、远红外温热磁疗仪、温热电位治疗仪、高压氧治疗设备、光谱辐射治疗仪、物理治疗及康复设备、生物反馈仪、熏蒸理疗设备、牵引器械、温热理疗床、按摩理疗床等理疗产品；创可贴、绷带、制冷储存箱、冷热敷贴等家庭急救护理产品；家庭康复护理辅助器具、女性孕期及婴儿护理产品、家庭用供氧输气设备等；皮肤、黏膜等医用消毒剂、卫生净化消毒用品、室内空气质量改善设备等；中医诊断治疗仪器、保健按摩器材、家用制氧机、家用净水器、水疗仪、蒸汽仪、超声波仪、美容设备与材料、美体塑身设备、汗蒸、SPA 等家用保健器械；还有一些户外体育用品及多功能健身器材等。

所有这些都是一个家庭常用的健康产品，也是健康保健产品中销量较为稳定的。随着人们对健康要求的日益提升，家庭健康养生方式越来越被重视。据调查，在 2009 年的时候，60% 的家庭平均每年健康消费 3000 元，而且这一数据每年都在增长。今天来看，家庭年健康消费已远远不止这个数字。虽然在 2009 年，家庭健康产业抓住市场潜力迅速发展了起来，但是由于近几年人们消费习惯的改变，加上互联网的冲击，使传统的经营方式举步维艰。

相比之下，连锁经营的方式就更为有效。首先，这类产品几乎是每一个家庭的必需品，使用频率较高。其次，大多数消费者集中在节假日或下班时间才有空闲，因此，离家近、便于消费是消费者的一大需求。根据这一点，家庭健康产业连锁店选址就有个重要原则——就近原则，也就是说连锁店位置离居民区越近越好。打个比方，如果你下班后感觉很累，想做个汗蒸，但最近的店离你家也要 5 公里远，我想你一定会放弃这个方法，选择在家洗个热水澡上床睡觉。

综合来看，家庭健康产业涉及的产品种类繁多，传统的营销方式已经无法满足客户的需求，以连锁店的形式经营更符合当前客户的需求。健康产业连锁店具有以下几点优势：

第一，便于打造核心会员。大多数人平时出去吃饭，都会选择自己心目中印象较好的饭店，也就是你经常光顾的饭店。对于饭店来说，你是他们的老客户，是他们的核心客户。健康产业连锁店的优势也是如此，只要我们的产品、服务足够好，采用一系列正确的促销方式，就能够培养出这样一批核心会员。

第二，便于提升品牌影响力。传统的会销模式基本上都是打一枪换一个地方，或者在一个地方很长时间才打一枪，这种方式要想让客户记住你的品牌很难。而在连锁店经营中，我们可以依靠店铺品牌、店铺装修、灯光设置、柜台设置、海报等要素，给客户留下较为深刻的印象，从而有助于品牌传播及提升。

第三，便于活动开展。连锁店的优势之一是便于收集到很多潜在客户的信息，如对每天进店的客户进行登记。随着时间的推移，再加上一些成交的老客户，就可以积累一定的客户资源。这些客户资源将为活动开展打下良好的基础。例如，我们可以结合会销的方式，有针对性地邀请客户，店长负责讲课，店员负责办理礼品卡、发放礼品以及补充客户的信息。当然，我们还可以举行各种各样的活动，客户资源便是活动开展的基础。

总之，家庭健康产业连锁店是社会发展的需求。西方国家很多家庭都有私人医生，而从我国目前发展的状况来看，私人医生显然不符合当前众多家庭及个人的需求，而构建家庭健康产业连锁店则非常合适。

第二章

健康产业连锁店创建战略

 战略布局： 突围结构之困

随着社会的发展，尤其是互联网产业的跨行业发展，传统健康产业发展遇到了很大的"瓶颈"，传统的运营模式已无法满足当前市场的需求，可以说是四面楚歌。连锁店运营模式可以突破一些"瓶颈"，但成败的关键在于战略布局。

要做好健康产业连锁店的战略布局，其重点在于从整个健康产业出发，扬长避短。

我们可以从两个方面思考分析，即宏观战略和微观战略。所谓宏观战略布局，就是从整个行业市场出发进行分析研判，比如在全国有多少家健康产业连锁店，都分布在哪些地区，密度如何，哪些城市对健康产业需求量较大，连锁店有多少，等等。所谓微观战略布局，即把某一个城市或者地区作为研判对象，比如在这个城市或地区中分布有多少健康产业连锁店，都有哪些产品，经营状况如何等。

有些人可能会问，我只想在一个城市中开连锁店，只要做好微观战略分析就可以了，是不是就不用考虑宏观战略布局了呢？当然不是，从宏观战略布局分析中，我们可以做好微观战略布局。例如，国家出台了一些关于健康产业的利好政策、某些一线城市的健康产业连锁店运营状况等，这些都有助于我们调整优化微观布局思路。所以，只有宏观和微观互做参考，才可以突破当前健康产业的结构之困。

在进行战略布局中，需从以下几个方面介入：

第一，健康产业的大环境及大趋势。如当前健康产业的发展状态、商业模式，国家针对健康产业的引导政策等。从这些大环境、大局势中，我们可以修正健康产业连锁店布局思维。记得有一次讲课，有一个学员对我说："现在国家出台了很多有利于健康产业发展的政策，而且互联网已融入了很多传统企业，我们是不是可以用'互联网＋'的思维来运营健康产业，规划健康产业连锁店呢！"

这段话让我对他刮目相看。这就是具有前瞻性的思维，从大环境、大局势出发，设计战略布局，让一切行动都在正确的框架中进行。

第二，客观分析健康产业连锁企业的基本情况。这些情况包括企业的历史和发展状况、健康产业连锁企业的发展愿景、长远战略目标等。有多大的能力做多大的事，深入了解自己，才能科学战略布局。

第三，分析本健康产品的目标市场状况。比如目标市场的整体状况、对该产品的需求情况，人口状况、老年人数量、人们的健康意识程度、消费习惯等。此外，还需了解分析竞品连锁店的布局状况、商圈分布状况等。做这些分析研究的主要目的就是在合适的地方开适合的店。有一次我带着一个学员去上海出差，发现在同一条街有四家健康产品方面的连锁店，而且它们相互毗邻。学员好奇地说："就这么长的一条街道有四家同行业连锁店，而且还互相挨着，这能做好吗？"

我说："这你就不懂了吧！走，进去看看。"在各个店里转了一圈后发现，虽然都是健康产品方面的连锁店，但他们经营的主要产品差别很大，几乎构不成竞争。而且第一家开业之后，已经在这个地区带来了一部分健康意识较强的客户。这就是后面几家店为什么要在这里布局的原因。

第四，店面布局的先后顺序。先布局哪些城市或者区域，后布局哪些城市或区域，关系着连锁店是否能够按照规划进行。比如你在一个市场饱和的区域开店，可能会面临发展疲软的状况，影响到你后期店面的布局。而如果你在一个市场潜力很大的区域开店，经营状况就会很好，有助于其他区域的店面布局。

第五，确定店面布局节奏。这主要指在某个目标市场的开发方向和数量，以及店面的布局周期。比如在某个时期，要进入哪些区域，在哪些区域开多少家店等。店面布局的节奏要与市场状况及消费者能力、消费意识相结合。

总之，健康产业连锁店的战略布局要战略先行，布局随后。只有正确的战略才会有正确的局部，连锁经营才会良好发展。

市场调查： 知己知彼强胜算

所谓知己知彼，百战百胜，商场如战场，连锁店的创建运营如同打仗，胜利的关键除了自身"硬"之外，还需要了解消费者及对手的状况。

不管是经营企业还是开店，都需要做市场调查，经营健康产业连锁店也应如此。市场调查的目的通俗讲，就是看这个地方适不适合开店，主营什么样的产品。

健康产业连锁店市场调查主要包含以下几个方面：

第一，市场环境调查。即对影响健康产品经营的因素进行调查。比如经济环境、政治环境、健康意识环境、人口比重环境等。经济环境不好，健康产品的销售会受到极大的阻碍。国家没有好的政策引导，人们健康意识淡薄，主要消费群体老年人较少，同样也会影响健康产品连锁店的经营。

第二，消费需求调查。即对影响购买产品的因素调查分析，比如潜在客户数量、消费者的收入情况、消费者的消费习惯，消费者购买的数量、频率及方式，消费者对健康产品的满意度及热情度等。

我有一个学员代理了某品牌的健康产品，在某地区开了一家连锁店，采用销讲的方式经营，干了一年，收入与支出几乎平衡，甚至有时候还在亏本经营。有一次他听我的课程，问我原因，我问他开店之前消费需求调查的情况如何。令我惊讶的是，他居然没有做过消费需求调查，心里不禁感叹："没做过消费需求调查就敢开店，真是能人！"

当然，也有没有做市场需求调查就开店成功的，但那是"瞎猫碰上死耗子——运气好"。然而，开店不是碰运气，需要科学严谨的计划。

第三，产品供给调查。这主要包括某类产品的市场存量、饱和度、产品的质量、型号、品牌、价格等。其目的是引导我们提供市场需求较大的产品。

第四，营销环境调查。即对影响产品营销的因素进行调查分析。例如，产品促销活动调查，了解消费者更愿意接受哪种促销方式；产品调查，了解消费者对产品的满意度，目前市场上有哪些新产品，它们的特点有哪些，效果如何，哪些正在研发上市中；渠道调查，了解产品渠道结构，经销商的状况，消费者对经销商是否满意等。

第五，竞争环境调查。这是市场调查的主要环节，包括竞品调查、竞争对手调查、竞争方式调查等。

当然仅掌握调查方向还不够，还需要采取正确的调查方法，具体有以下几种：

第一，粗略调查法。即调查者通过用眼睛看、耳朵听的方式对产品及竞争者进行评估判断。这是最简单也是最高效的一种方法。例如，你可以去竞争对手的店里，看看他们所经营的产品、所采用促销方式，听听消费者对产品的评价，等等。

第二，情景设定调查法。在特定的条件下对调查主体进行调查。例如，随机邀请一些消费者试用产品。当消费者看到产品、了解价格、使用产品之后，收集他们对各个方面的评价，最后整理分析。

第三，访谈法。通过与消费者的交谈获取相关信息。例如，去拜访潜在消费者，采用聊天的方式，在消费者放松的情况下交流产品及相关因素，收集相关信息。

第四，调查问卷法。这是最常用的一种方法，常用的方式有制订表格，把要调查的要素设计到表格中，以问题或者填空的方式分发给消费者，让消费者选择填充。最后收集信息，进行分析。需要注意的是，在设计表格的过程中，尽量采用选择的方式，这样更容易让被访者接受。此外，还有网络调查问卷法、有奖调查问卷法等。

市场调查是开设健康产业连锁店的重要环节，切不可像我上面说的那位学员一样省略，一个好的市场调查，影响着一个好的健康产业连锁店的运营。

❶ 店面选址： 选好址， 开好店

我经常去一位朋友的家里喝茶聊天，观察到了这样一种现象。他们楼下有一个饭店，我每去一次饭店换一个名字，每去一次重新装修一次，原因是这家饭店总是换老板，也就是说很多人在这里开饭店都干不好。究其原因是位置问题，是饭店的选址问题。

最明显的原因是这家饭店左右两边都是汽修店，满地黑乎乎的机油，到处是汽车尾气，环境很恶劣。试想，你会在这样的饭店吃饭吗？也许饭店老板想，我开店就是为这些汽修商户的员工服务的。可是，现在很多汽修店为了节省成本都是自己做饭或者叫快餐。所以，不管谁在这里开饭店都是开不好的，因为选址有问题。

所以，哪怕你的产品再好、服务再好，如果位置选不对，一切都是白搭。针对健康产业连锁店，在选址中需要注意以下几个方面：

第一，健康意识。如果一个人健康意识薄弱，那么就算你将产品放到他面前，他都不会看一眼。所以，健康产业连锁店的位置一定要选在人们健康意识较强的区域。这样人们的接受度高，我们在前期推广宣传及运营的过程中就会比较顺利。

第二，地理特征。地理特征是指我们开店的位置，是在政治中心、医疗中心、购物中心、商业中心、住宅中心、旅游中心还是办公中心等。对于健康产品来说，需要注重住宅中心和医疗中心。当然，有些健康产品也适合在商业购物中心经营。医疗中心不必多说，是健康产品的聚集地。住宅中心方便人们在休息的时候购买，而且很多健康产品都是在家里使用的。健康产业连锁店的地理特征会影响客户的进店量及实际消费量。

第三，人群流量、类型。即该地区的人流量如何，而更主要的是人群"类型"是什么。因为健康产品往往针对的是一些特征性很强的客户，如果人流量大，但有需求的客户少，经营会很惨淡；而如果人流量小，但潜在客户及有需求的客户多，经营也会很好。所以，人流量对于健康产业连锁店来说并不重要，重要的是人流量的类型。

当前大多数健康产品主要针对的是老年人，因此，健康产业店最主要的人流量类型就是老年人，应该在老年人经常出入的地方开设店面。比如，小区公园附近、休闲广场附近等。

第四，交通状况。交通状况对于健康产业连锁店来说并不是很重要，却必不可少。试想，如果有位老年人要购买你的产品，公交车坐不到，自己又不会开车，该如何？当然只有放弃。

我就遇到过这样一位消费者。一天我出门讲课，刚走到小区门口就被一位60多岁的大妈拦住，她手里拿着一张健康产品的宣传彩页问我上面的地址坐公交车怎么去。我一看，这个地方公交车无法直达，最近的公交站点离这个店面的位置有3公里，于是我告诉大妈坐公交无法到，要么打车去，要么让家里孩子开车送她去。大妈一听，打车太贵，孩子们都很忙，还是不去了吧！

所以，选店的位置最好是公交车能够到达的地方。因为大多数老年人都比较节省，偏向于公交出行。

以上四点是健康产业连锁店选址的主要因素。当然，根据健康产品类型的不同、消费群体的不同，我们还需要结合其他因素具体分析健康产业连锁店的选址。

11 人力匹配： 强化店面核心力量

大概是在 2015 年的时候，我在上海出差，路过某品牌的健康产品连锁店，顺便进去为家里老人买一些保健品。进去之后，一个销售代表热情地接待了我，然后问我需求，滔滔不绝地给我介绍产品。可正在讲得起劲的时候，又进来了一位客户，这位销售代表让我稍等，她去接待下位客户，一会儿过来再给我介绍。

可是这位销售代表的"一会儿"实在太长，半个小时过去了依然不见她过来，我实在等不下去，最后愤然离开了这家店。这家店也失去了一位购买欲望很强的客户。

这家健康产品连锁店显然是人力匹配有问题，销售代表太少。当客户多的时候，容易冷淡客户，致使客户流失。如果这家店一个月营业额本来可以达到 20 万元，那他们可能只能达到 10 万元。

人是店面运营的基础，人力匹配是健康产业连锁店运营良好的关键。对于一家健康产业连锁店来说，在人力匹配方面，以下几类人理应重视：

第一，店长。店长是健康产业连锁店的灵魂人物，他的基本职责是管理店面，最为重要的工作是通过销讲的方式推广产品、销售产品。前面讲过，由于国家政策的导向及诸多原因，会销模式急需向连锁店模式转型，但本质不可变。那么，在连锁店销讲的过程中，谁来讲？有人说请培训讲师不就行了，而且他们也专业。是的，我们可以请培训讲师来做此项工作，但费用太高，一个培训师讲一次课动辄就是好几万。试问，哪一家店能够长期通过这种方式进行销售？

因此，这项工作只能由店长来做。那么，我们在匹配店长的时候要求就要苛刻一些，店长除了具有管理能力之外，最重要的是还应该具有演讲销售能力，如心态修炼、课件制作、说服力等。当然，这样的人才的确不好找，所以，我们在确定店长人选之后，要经常培养他们销讲方面的能力。这一点很多连锁企业都已意识到，因为在我的学员中，有很大一部分都是在任的健康产业连锁店店长。

第二，销售代表。销售代表的责任是销售产品，此外，还需要通过线上、线下挖掘潜在客户，收集客户信息，为销讲做准备。需要注意的是，销售代表数量一定要充足，切不可为了节省费用，只配置一名销售代表，否则很容易发生我上面讲到的事情。

当然，也不能为了求数量而忽略质量，一个合格的销售代表要具备基本的专业知识、沟通能力、销售技巧。我见过有些健康产业的连锁店，雇用了一些刚刚毕业的大学生，沟通能力差，销售技巧薄弱甚至没有，而且连基本的专业知识都没有，见到客户一通乱说，把本来购买欲望很强的客户都能吓跑。这样不仅提升不了销量，反而还会降低店面的档次。

第三，收银员。这是一家健康产业连锁店必须设置的岗位，主要工作就是收钱结算。对于有些小店面来说，还可以让他兼职财务的工作。

第四，勤杂。对于其他连锁店来说，勤杂的工作可能就是扫扫地、擦擦桌子等。而对于健康产业连锁店来说，勤杂还有一个非常重要的工作，那就是招待来参加销讲的客户，服务他们，让客户感受到热情与温暖。

以上是一家健康产业连锁店的基本人力配置。由于店面规模、主营产品等因素的不同，需根据店面需求增加其他人力或者数量。人力匹配的宗旨是店面规模、需求与提供的服务相配套。

店面装修：　用视觉征服客户

走在大街上，映入我们眼帘的是大大小小的门面，花花绿绿、各式各样的图案。似乎看起来都很顺眼，可真正让我们记住的却很少。马上回忆一下，在你每天上下班的过程中，在你没有消费过的店面中，路两边哪些店面让你记住了？为什么你能够记住他们？原因大多是他们的装修风格给你留下了深刻的印象。

所以，要给客户留下深刻的印象，让客户能够对我们的店面过目不忘，一看就明白我们是卖什么产品的，我们就需要在店面装修上下一番功夫，用心去做。

首先，给客户第一印象的就是门头。门头是一个店面的标志，如同人的一张脸。连锁企业总部通常会设计统一的门头、背景色等。如果你是加盟者，这一点只需听从连锁企业安排即可。如果你是连锁企业，在策划门头时需要注意以下几个方面：

Logo：这是一个企业或品牌的标志，位置及尺寸很重要，通常放在品牌名的左边，位置稍大于品牌名，如"Logo + 某某健康生活馆"。

底色：对于健康产品来说，底色最好以绿色为主，凸显出健康的宗旨。当然，根据产品的不同，还可以设计成别的颜色，但一定要体现健康的特点。

文字：除了店名及品牌名外，我们还可以设计一些配角文字，以加重健康的特色。注意，配角文字不能太多，以简洁鲜明为主，也不可喧宾夺主，尺寸要比店名及品牌文字小。比如"关爱老人身体健康""你的健康你做主""健康从这里开始"等。

总之，店面门头的装修设计要与所经营的商品内容相一致，突出自己的行业及档次，给客户简洁、明快的感觉。装修不一定要非常豪华，太豪华反而容易吓走一些客户。尤其是精打细算生活的老年人，他们更愿意去一些看起来朴实的店面。

其次，店内装修。门头外观做得好，在一定程度上可以有效吸引客户进店。走进店面后，映入客户眼帘的便是店铺内部装修。店面内部墙体颜色的不同，货柜、产品展示及格局的不同，影响客户的购买心情，影响工作人员的技能发挥。

内部墙体的颜色以干净、清淡为主，比如淡绿色就是很好的选择。与其他连锁店不同的是，在产品货柜摆放时，不能以产品为主，要以客户活动的空间为主。例如，一间100平方米的店铺，我们可以用50平方米摆放产品，另外50平方米摆放一些洽谈桌、椅子，用来与客户沟通，进行产品展示。

另外，如果条件允许，最好能够单独隔出一个房间，专门用于店长销讲及产品展示，定期邀请一些客户免费体验，充分发挥会销的优势。

在装修的过程中我们还可以融入二维码、公众微信、微博、企业网站等互联网自媒体因素，把线下的客户引流到线上，然后由这些来自线下并进过实体店的客户在线上带动影响新客户，引导线上的客户进入实体店消费。具体方法有很多，比如在店里设置一个二维码的牌子，扫码关注的客户可免费领取一个小礼品，注册成为企业网站会员并消费的客户可免费体验一个月，等等。总之，目的是通过店面装修，让线下的客户与线上的客户互动起来，形成互相影响的效应，推动连锁店的发展。

11 开业筹备： 打好第一枪

锣鼓喧天，鞭炮齐鸣，歌声嘹亮，吸引了很多人驻足观看。当你在大街上看到这一幕的时候，大多是某个店面开业了。

这样的场面总是那么引人注目，能够起到很好的宣传推广效果。然而，要达到这样的效果，前期需要做充足的筹备工作。

第一，信息宣传。即开业信息的推广宣传，制造舆论，吸引社会各界及潜在客户的关注，同时以此来打造店面形象。常用的方法有：通过一些媒体进行广告宣传，如电视台、报纸、广播、微信、微博等。需要注意的是，最好采用集中推广的方式，告知消费者开业日期、地点、开业仪式节目、开业打折优惠、奖品发放、邀请到的嘉宾等，突出连锁店的特色，吸引更多的消费者前来观看参加。此外，还可以邀请一些媒体网站的记者进行采访报道，对连锁店进行积极宣传。

第二，邀请嘉宾。试想一下，如果店面在开业时你请到了国内甚至国际上非常知名的人士，效果会怎样？必然是轰动性的。所以，健康产业连锁店开业影响力的大小从某个角度讲，往往取决于你邀请到的嘉宾的影响力、地位及数量。

因此，在力所能及的情况下，我们应多邀请一些重量级的嘉宾，而且越多越好。比如地方政府领导、行业部门主管、卫生局领导、质量监督局领导、行业权威人士、合作单位等，以此来提升连锁店开业的影响力。

我曾经受邀参加过这样一个关于健康产品连锁店的开业仪式，当时受邀的嘉宾有当地主管食品安全的领导、国内健康行业权威、某电视台主持人等。当时看到这样的场面我也震惊了。当然，由于这些知名人士的参与，当时的开业仪式非常隆重，也非常成功。

第三，场地设计。前面提到的锣鼓喧天、鞭炮齐鸣、歌声嘹亮等都是前期设计出来的，可以说场地设计做的就是一个面子工作。具体内容有：邀请仪仗队、舞狮队、歌舞队等；调试音响、照明设备、铺设红毯等；场地外悬挂条幅、标语、气球、彩带等；摆设花篮、牌匾、宣传资料、待客饮料等。需要注意的是，做这些工作时一定要注意细节，往往一个小小的失误会影响到大局。在做完这些工作之后，最好能够重新检查一遍，以防出现差错。

第四，嘉宾客户接待。接待工作要安排专人来做，最好是女性，因为女性更具亲和力。在接待的过程中，要一视同仁，除了与熟悉的人热情打招呼外，对于一些陌生的客户也要热情接待。嘉宾客户有需求时，应及时提供服务或帮助，做到有求必应，主动帮助。在接到嘉宾及客户后，积极地引导客户将车停到停车场，安排客户去休息室或相应的位置。

第五，礼品发放。礼品发放的方式可分两种：一种是直接派送，另一种是通过活动如抽奖、回答问题的方式派送。对于邀请到的尊贵嘉宾，礼品最好直接馈赠。对于前来看热闹的人群或者潜在客户，可通过参加活动的方式发放奖品，以此来提升开业活动气氛。

此外，设置的礼品最好具有这样一些特点：宣传性，可把连锁店的标志、电话、产品类型印在礼品上；荣誉性，产品、企业获得的相关荣誉在产品上进行体现，如质量认证、奖项等；独特性，礼品最好与众不同，过目难忘；实用性，因为是健康类产品，所以赠送的产品最好与健康有关，拿到奖品者能够直接体验使用。

　　以上是开业筹备的五大要素，然而，要打好第一枪，仅仅做好这五项还不够，还需要拟定详细的流程。通常开业流程有开场、进行、结局三个方面。这三个方面的衔接要流畅、清晰，时间点要详细。

第 三 章

健康产业连锁店运营管理

 互联网＋健康产业连锁店管理思想

从战略角度讲，任何战术、经营技巧以及策略都是短暂的。换句话说，没有永远优秀的经营技巧、策略和战术。5年前的运营策略在当时非常优秀，能取得很大的业绩，但在今天可能已经不适用，如果你还在运用一些被同行业优秀企业遗弃的战略战术，那么，只能说明你的思想已经落伍，很难经营好你的店铺或者企业。

我曾在郑州调研过一家保健品连锁店，这个店的店长姓王，我与王店长交流了一小时左右。在这当中，店长一直在向我强调销售技巧、与客户的沟通策略、挖掘客户的方法等，但是没有涉及任何关于连锁店运营方向、人员激励管理方面的问题。当我问他是如何管理这家连锁店的时，王店长告诉我刚才讲的就是他管理店铺的方法。

显然，这位王店长将连锁店管理与运营战术混淆了，甚至他不知道这是两个不同的概念。而且，当下很多健康产业连锁店店长都是这种状态，混淆店铺管理与运营战术的概念，更别提连锁店管理与战术的重要排序了。这是一件非常可怕的事情，因为当店长把所有精力都放在战术技巧上时，管理就会非常薄弱甚至谈不上管理，那么，连锁店内部就极容易出现问题，要经营好连锁店便会难上加难。

健康产业在漫长的发展历史中，经历了很多变革，从早先的会销模式慢慢转变为连锁店模式，到刚刚萌芽的互联网＋连锁店模式，这是健康产业管理思想的转变，而非战术的转变。试想一下，从5年前到现在，如果管理思想不变，你还会看到健康产业连锁店、互联网＋健康产业等先进商业模式吗？当然不能。

所以，对于连锁企业经营者或者店长来说，要明白管理比战术更重要，不要把所有的心思全部放在经营战术、技巧上。换个角度，做好管理，一些优秀的战术会自然呈现。

很多其他行业优秀的连锁店，如麦当劳、肯德基等之所以能够长久地健康发展，靠的不是运营战术及技巧，而是战略管理。只要战略管理做得好，店铺运营就会顺畅，人力资源、客户资源就不是问题，经营技巧、战术也都会得到很好的解决。

例如，当你把团队管理好之后，员工就会有积极的心态，就能充分发挥自己的潜能，就会有智慧。在这种情况，员工会自己研究总结战术技巧，无须经营者及店长奔赴一线就能保持业绩增长，发展壮大连锁店。

随着"互联网＋"的高速发展及普遍化，管理思想也应调整转变。传统企业的管理模式通常是金字塔形，由高层、中层、基层及操作层构成。高层做出决策，然后一层层传递到操作层；操作层获得信息，然后一层层传递到高层。在这样的传递过程中，一些决策指令及信息很可能会发生改变，而且最致命的是信息传递的时间长，导致一些机会的丧失。互联网的发展使得市场信息的传递速度更快，这就要求传统企业必须快速反应、快速决策，否则就会落后挨打。

很多健康产业企业采用的还是金字塔形的管理模式，在市场机会出现之后，店长要等上层的决策，员工要等店长的决策。我们知道，在互联网占据市场重要地位的今天，机会是转瞬即逝的，上一分钟是机会，下一分钟也许就会变成别人的机会。所以，不管是店长还是企业上层，应该转变思想，融入"互联网＋"思维，进行扁平化管理。例如，海尔公司在 2001 年对自身进行了一场革命，将原来金字塔的组织结构改为扁平化组织结构，将职能变为流程。以往，员工面对的是层层上级，改成扁平化组织结构后，拿车间来说，没有了班组长，由总经理直接面对操作工，减少了很多耗费精力及时间的中间环节。

减少管理层次，将指挥链缩减到最短，向管理要效益。这样不但可以抓住一些稍纵即逝的机会，还能够减少在管理过程中花费的时间、精力等运营成本，从而提高工作效率，快速推动连锁店的发展。

健康产业连锁企业运营要素

　　自从一些国外健康产业企业进驻中国，大范围设立连锁店，进行体验式营销之后，我们才明白，原来健康产业是可以这样运营的，产品是可以这样销售的。从那个时候起，我们更加明白了健康产业的经营方式与方向。

　　然而，中国的健康产业连锁店运营还处于初级阶段，不是非常成熟。虽然已经形成了"连锁店＋会销"的经营模式，但仍普遍存在以下几个方面的问题：

　　第一，连锁企业总部无法与连锁店进行有效链接。一个城市连锁店多则十几家，少则两三家，且较为分散，总部对连锁店的日常考核、监管往往心有余而力不足。且总部设定的很多营销活动、策略等无法有效执行，经营成本较高。

　　第二，连锁企业总部对店长、店员无法有效指导、纠正。由于以上原因，总部对连锁店的指导成了"事后诸葛亮"：问题刚刚冒尖时，不能及时纠正；事情发生后才给予考核惩戒，对店长、员工的培训往往慢于市场需求。

　　第三，无法凝聚店长、员工的"心"。由于员工距离企业总部较远，无法感受到企业文化的熏陶，相反容易受到竞争对手的影响，员工对企业的忠诚度降低，导致店长、员工流失。

针对以上几方面的问题，在"连锁店＋会销"经营的模式下，我们还需要加入"互联网＋"思想，形成"互联网＋连锁店＋会销"的经营模式，在运营中把握以下几点，来解决当前的"连锁店＋会销"模式的问题。

第一，连片开发管理。借鉴一些当前其他行业连锁经营的成功案例，健康产业连锁店运营可进行高密度连片分级管理的模式。健康产品是一种日常消费品，消费者的日常消费圈子通常在3公里左右，如果太远，消费者通常不会专门前往消费。因此，健康产业连锁企业在设立连锁店的时候最好能够连片开发，高密度覆盖，构建成蜂窝状的营销网络，设立中心店，由中心店管理分店。这样，一方面可有效开发潜在客户，凝聚笼络老客户，提高消费者与产品的黏性；另一方面，企业产品、品牌可得到有效的推广。当然，更为重要的是减少总部的管理成本。

例如，有这样一家健康产业连锁企业，在某城市开了6家连锁店，设立了一个中心店，5个卫星店，卫星店与中心店的直线距离在3公里左右。中心店的店面在100平方米以上，卫星店在20~30平方米，中心店管理卫星店。平时中心店和卫星店各自为战，有活动时卫星店和中心店联合行动，总部的决策、精神等由中心店以会议的方式统一传达引导。这样便形成了以中心店为中心、以卫星店为单位的连片高密度经营模式，大大降低了总部的管理成本和销售成本。

第二，设立督导扶持政策。店小、人少、分散，这是连锁店的结构和特点，无法从根本上解决对连锁店的管理薄弱问题。为此，健康产业连锁企业总部需要建立一支连锁店督导团队并设计店面扶持政策。店面督导团队成员最好能够从连锁店长中提拔，因为他们对店面运营熟悉，有一定的连锁店管理能力，并且能演讲、会销讲，能主持、会培训，随时可以替代其他店长；同时划分责任区，构建巡店制度，这样便可以有效保证店面管理质量，进行有效的监督考核。

第三，店长激励制度。据调查，通常一家连锁店销售业绩的30%甚至更多都是由店长带来的，也就是说，店长对于连锁店来说非常重要。因此，企业总部要想留住人才，保证企业的健康发展，有必要实行店长股份制，把店长的经济利益与连锁店捆绑在一起。当前，有些连锁企业实行了这一政策，店长持连锁店的股份，甚至有些店长还持有总部的股份，这无疑会有效调动店长的积极性，有力提升连锁店的效益。

第四，构建店长培养机制。人才是通过学习和培养形成的，时代不会停下前进的脚步，店长也需要跟随时代的脚步，不断学习。作为连锁企业，有义务也有必要为店长提供这样的机会和平台。

一个好的店长可以救活一家差店，一个差的店长可以葬送一家好店。连锁企业在培养提升店长能力时，还应建立店长选拔、培养机制，在店长突然离职、调动等情况发生时，及时补充人力。

第五，构建统一、链条式的企业文化。企业文化是企业的灵魂，连锁店员工是否会紧随企业，对企业忠诚积极，上下层有效互动，保持紧密联系，取决于企业文化的引导。我们知道，单纯的利益可以将人短期笼络在一起，一旦竞争对手出高价挖墙脚，核心人员极可能会离开企业。要解决这个问题，就需要建立链条式的企业文化，最好能够将员工个人利益融入企业文化中。比如经管作家刘瑞军提出的一句企业文化口号："企业成就你，你成就企业。"

以上五点是健康产业企业运营的重中之重，也是一些企业所欠缺的要素，企业可在运营中客观对比，取长补短。

产品有效展示

对于一家健康产业连锁店来说，要让客户充分了解你的产品，首先要做的就是产品展示。有人会说，不就是把产品放在货架上吗，这会有什么技巧呢？其实，产品展示具有很深的学问。产品展示得当，可提升店铺的形象，给客户留下良好的印象，乃至提升客户的购买欲望，帮助客户二次进店。

产品展示要与产品风格、款式、档次相匹配，就是说高档次、高质量的产品与中等产品的展示方式要有区别，让消费者从陈列方式上就能够区分。为此，我们可以将产品进行区域陈列，比如特价品陈列、促销品陈列、高级品陈列、大众品陈列等。当然，具体如何分类，要根据产品特点及属性而定。

在产品展示中，最能影响产品陈列效果的便是橱窗。因此，我们最好能够设计出与产品风格相符的橱窗，对橱窗精心装扮，保持橱窗干净卫生。

对于某类产品，要有序排列，比如颜色可由浅到深，厚度可由薄到厚，尺寸从大到小等。一些容易脏的产品要及时替换，以免给消费者留下不好的印象。消费者喜欢、销量最好的产品要放在显眼且容易拿到的位置。产品销售后不要及时补货，一方面给客户一种火爆的感觉，刺激销售需求；一方面避免客户总是拿走新补的产品，长期滞留前期产品，减少坏货，所以要采取"先卖再补"的方法。

此外，产品陈列种类要齐全，且要大量陈列。尤其在早上开店时，要给客户一种产品丰富、品种齐全、连锁店规模大的感觉，刺激消费者视觉，提升购买欲望。

建立产品陈列巡查制度，建议早晚各一次，早上在开店迎客前进行，晚上在关店休息时进行。巡查的目的是查看产品有没有损坏、缺货，效果灯有没有松动，货架挂钩有没有松动，有没有次货上架等，然后进行补货或者整理。切记，绝不可为了追求利益而将次货销售给客户，所谓次货是指质量有问题或因为人为因素而污损的产品。

以上是产品展示的要点，最为关键的是环境要做好。环境是产品展示的基础，再好的产品如果没有好的环境，消费者也很难接受；再次的产品，如果环境很好，消费者也会多看几眼。所以，要做好产品展示的环境工作，橱窗、门框、地板、墙壁保持干净，经常清理产品上面的灰尘，有效利用海报、条幅等方式进行产品展示。

货物采购存放原则

货物储存及采购是连锁店运营的基本要素，重要程度不可忽视。我曾有这样一个购物体验，有一次，我在网上看中了一个腰部保健的仪器，通过查询，该产品品牌在武汉有连锁店，于是，我直接开车到离我最近的连锁店购买。到店后销售人员告诉我这款产品现在没货，需要从总部调货，让我一个星期后再来。一个星期后，我再次来到这家店，这家连锁店的店长亲自对我说产品还没有到货，并表达了他们的歉意。

对于这种情况，我可以理解他们的这种行为，下次再来，而对于大多数消费者来说，他们并不熟悉健康产业及连锁店的运营机制，当连锁店没有他们相中的产品时，他们极有可能会放弃购买或者选择竞品。因此，你就会失去一位客户，而且有可能永远失去。

显然，上述连锁店的问题出在货物采购与储存方面，导致了不能及时将产品提供给消费者，最终影响经营业绩。

所以，一个完善的库存管理机制，不仅能够及时满足客户需求，而且能够促进经营业绩，还能够有效控制费用，提升利润空间。为此，连锁店管理人员要及时清点库存，向总部或供货方反馈相关信息，以便供货方或总部能够及时调配货物，保证货物的充足。

当然，货物库存不是越充足越好，要根据该产品的销量及热度而定。如果这件产品最近很受欢迎，销量火爆，那么要及时订货，增加库存量；如果这件产品现在是销售淡季，或者是滞销产品，那么我们就没必要那么着急去订货，降低库存负担及资金周转率。根据市场情况保证合理的库存量，这是货物采购的基本原则。

除了保证合理的库存量，收货、验货也是健康产业连锁店的一项重要工作，管理者不可因为这是一件小事而忽视。如果产品在运输过程中被损坏，有货也等于没货，而且还会产生很多不必要的麻烦。例如，与承运方产生一些说不清的纠纷，到底是承运方损坏的产品还是收货人、库房损坏的产品。为此，连锁店必须认真对待收货、验货工作，管理者可派专人来做这件事情，验货人发现包装有破损或产品有损坏，可拒绝签收，并追究承运方的责任，通知发货方。为了公正，收货人最好有两人以上进行验货收货，在产品质量、数量没有问题后签字确认。

盘点是连锁店进行的日常工作，也是货物采购的主要依据，根据连锁店的运营状态，可进行日盘点、月盘点、季度盘点、年盘点等。盘点时按照产品属性指定盘点表格，填写盘点表，最好能够进行初盘和复盘，以保证盘点数据的准确性。当发现盘点错误时，要对产品进行重盘。盘点结束后填写盘点报告，打印三份，一份留公司，一份送库房，一份送公司总部。店长要对盘点报告认真分析，结合销售数据，及时订货，确保每天都有足够的产品供应。根据每天的销售数据，对于销量增长的产品，店长要有预见性地备货。

店长要及时将产品销量及库存情况汇报到总部，以便总部掌握产品销售情况，制订生产计划，调整经营策略。尤其是当有新品上市，销量数据对总部制定推广、改进措施有非常重要的意义。

产品储存通常有两种方式：一是储存在库房，二是储存在店铺。究竟该如何储存，要视情况而定。如果产品体积不是很大，营业规模小，可选择将产品储存在店铺，反之则选择仓库。不管选择哪种储存方式，安全是储存的首要原则，防火防盗，防止货物受潮及影响产品质量的因素都要一一排除。

店内岗位设置

健康产业连锁店的运营需要不同的人员支撑，那么，就需要设置不同的岗位，然后把合适的人放在合适的岗位，充分发挥其能力。要运营一家连锁店其实很简单，两个人可以操作，10 个人也可以操作，你要设置 2 个岗位还是 10 个岗位，取决于连锁店经营的规模以及员工的能力。能力强的一个人可以做两个岗位的工作；店面规模小，一个人可以做三四个岗位的工作。所以，健康产业连锁店岗位的设置要根据自身的情况而定。

通常，一家健康产业连锁店所需的岗位有以下几种：

店长：这是健康产业连锁店必不可少的岗位，全面负责店面管理、人员培训、会销演讲等工作。店长应具有长远的眼光，顾全大局，懂管理，会销讲。

店助：即店长助理，协助店长进行店面管理、会销等工作。可设置 1 到 2 个岗位，根据店面规模及需求分管不同的工作，如业务店助、行政店助等；如店面规模不大，可由优秀的销售代表兼职。店助应具有工作认真、仔细、严谨的素养。

收银：负责收钱结算以及财务工作，这个岗位最好不要由其他人兼职，因为财务一旦出错，会带来很多不必要的麻烦。但该岗位工作人员可兼职一些较容易的岗位工作。收银应具备心细、认真、负责的素养。

销售代表：负责产品推销、宣传，挖掘潜在客户、维护老客户、协助店长销讲等工作。该岗位优秀人员可兼职店长助理的工作。销售代表应具备积极的心态，待人热情，沟通能力强，抗压能力强。

督导：监督指导店面销售工作，该岗位可由店长兼职。督导应严格、铁面无私，甚至可以有一些固执。

库管：对于一些规模较大的连锁店来说，由于产品较多，可能每天需要订货、盘查库存等，所以需专门设置该岗位来处理这些看似简单却非常烦琐的工作。库管应具备敬业、细心、负责、忠诚的素养。

理货员：负责产品整理、产品上架下架等工作。该岗位可由销售代表及库管共同兼职完成。理货员应具有勤快、负责的素养。

内勤：负责店内卫生打扫，为客户端茶倒水等工作。如果店面规模不大，为减少经营成本，该工作可由全体工作人员共同分担。内勤应具备吃苦耐劳的素养。

人事专员：负责所有岗位的人员招聘、离职办理、岗位调整、员工心理疏导以及考勤等工作。可由店长或店长助理兼职。人事专员应具备一定的人力资源知识，最好具备一定的心理学知识，以此来引导招聘合适的人才。

客服：负责产品售后处理工作，如退货换货、客户异议处理等。客服应具备热情、积极、负责的素养。

以上是一家健康产业连锁店通常必设的岗位。当然，根据经营规模及需求可进行调整。总之，岗位设置要与店面规模业务量相匹配，不可太多也不可太少，太多会造成资源浪费，增加运营成本；太少则影响店面的正常运营，某些工作容易被搁置或出现推诿的情况。

店员招聘及培训

岗位结构设置成功之后，接下来便是人员招聘及后期的培训工作。就连锁店人才招聘来说，有些店面7天就招聘到了优秀的人才，而有些店面一个月也招聘不到合适的人才，显然，后者在人才招聘方面是有问题的。同样两个连锁店，一个店面的员工积极向上，能力突飞猛进；一个店面的员工消极懈怠，工作能力停滞不前。其中一个很重要的因素便是员工的培训引导。下面我从这两个方面来分析连锁店员的招聘与培训工作。

首先，店员招聘可从两个方面进行：一种是线上招聘，一种是线下招聘。所谓线上招聘，是指通过网络进行招聘、筛选合适的人才，然后邀约到公司进行面试。由于互联网的全面普及，当下很多公司采用的都是线上招聘，相关招聘网站及猎头网站遍布网络，比如智联招聘、前程无忧、58同城、赶集网以及地方人才网站、综合网站、行业网站、服务性网站等，都是不错的招聘平台。

操作方法也非常简单，只要注册一个账号，按照提示就可以发布招聘信息。需要注意的是，在发布招聘信息的时候，岗位职责及要求一定要详细叙述，以吸引专业的应聘人员投送简历。在一次培训中，有一个保健品连锁店店长告诉我，他在网上发布了一个招聘销售代表的信息，两天时间收到了一千多份简历，还开玩笑地说："看来失业的人很多啊！"当时我就觉得很奇怪：两天时间，怎么会有这么多人应聘呢？于是我看了他的招聘信息，只见岗位职责、人员要求等都是空白，只在标题上写着"销售代表"四个字。这就难怪了，你什么要求都没写，那些对自己认识不清，没有职业规划，想随便找一个工作混饭吃或者只想从事销售工作的应聘人员都会投送简历。这样，招聘者就需要耗费大量的时间和精力来处理这些简历。对于应聘人员来说，你的这种招聘行为对他们也是一种精力上的浪费，人家投送了简历然后满怀希望期待你的回复，而你却久久不能处理。所以，这是一种损人损己的招聘方式。

在填写招聘信息的时候，最好能够将薪资结构也标注清楚，是固定薪资还是弹性薪资，具体范围是多少。一个人不管有多大的理想与抱负，他工作的最基本目的就是赚钱，哪家店薪资高他就去哪家店工作，这是非常现实的事情。如果你的招聘信息上没有薪资或薪资模糊不清，一些优秀的人才可能就不会向你投送简历，而宁可将简历投送到那些薪资结构标注清楚、符合自己心理期望值的连锁店。

所谓线下招聘，是一种传统的招聘方式，即通过人才市场、高校等场地选拔人才。由专人进行现场招聘，收取应聘者简历，现场进行简单沟通交流，初步面试，在简历上标注面试情况，然后回店铺进行统一分析筛选，确定合适人员，电话通知面试、复试等工作。

这种招聘方式与线上招聘相比，工作比较烦琐，且会耗费大量的时间与精力。因此，这种招聘方式已渐渐退出了市场。不过，在招聘一些资历较深、年龄较大，不会使用电脑、不懂网络的人时，还需要通过这种传统方式或者猎头、报纸广告的方式招聘。总之，根据所需人才的特点选择这类人群聚集的地方发布招聘信息，是招聘最好的方式。

其次，店员培训。人员招聘到位后不能任其自由发展，进行培训是提升人员与岗位契合度的主要方式。例如，岗前培训，这是连锁店必备的一种培训方式，主要是对健康产品专业知识的基本培训、连锁企业文化灌输、企业历史回顾、企业的辉煌业绩展示等。

除岗前培训外，对个人能力的提升培训是培训工作的重中之重，需要长期进行。比如新品上市时，进行新品知识培训；在一定周期内，对销售代表进行销售能力的培训、沟通培训、客户维护培训等；对店长及店长助理进行销讲方面的培训、说服力培训、领导力培训、执行力培训等。

总之，健康产业连锁店在运营的过程中，必要的培训不可少，这一点我深有体会。有些连锁店发展非常好，员工能力提升非常快；有些连锁店从开业的那天起就一直不温不火，总是在跟着别人的脚步走。究其原因，是他们的内部培训没有跟上，管理落后等问题。

店员激励机制

在健康产业连锁店工作的人极易受到负面情绪的影响，比如遇到一些刁蛮的客户，在周而复始、一成不变的工作中感到烦闷等。这时，他们的工作就会出现懈怠，同时也会影响整个连锁店的工作环境和气氛。如果他们能够通过自我调整摆脱这种心态自然是最好的。但是，大多数人都没有自我调整心态的能力，只能等待时间来治愈，这样势必会影响连锁店的正常工作。因此，连锁店要制定必要的店员激励机制。

构建激励机制的目的是让不优秀的员工变得优秀，让优秀的员工变得更加优秀，为员工打气，鼓励员工保持积极向上的心态。激励机制具体可从以下几个方面进行：

第一，目标激励。以一定时间为单位，制定业绩目标，然后层层落实到个人，优先完成者可获得一定的奖励。这样每个员工都会清楚自己的目标，而且具有一定的压力，在压力及奖励的双重作用下，员工便会产生动力，从而努力向目标进发。

第二，典型激励。典型激励可分为正面典型激励和负面典型激励两种。所谓正面典型激励，是指选取店内一位优秀的员工，为其他人做示范，号召所有员工向榜样学习，从而提升员工的积极性。

所谓负面典型，是指以店内犯错误的人为戒，警示所有员工，调整好自己的心态，拿出积极的工作态度。比如某人连续好几天早上迟到，店长在开会的时候可拿此人作为反面激励的参照物。个人认为，这种激励方式最好不要用，因为很伤员工的自尊心，用不好会适得其反。

第三，物质激励。对优秀的员工加大他们的生活福利，发放奖金、奖励住房、提升工资、分配股权等。这是当前最有效也最常用的一种激励方式。

第四，精神激励。对为连锁店做出贡献的员工进行会议表彰，发放荣誉证书，在光荣榜上进行表扬等。当员工过生日的时候，店长亲自发放生日贺卡或者礼物，当家属生病时安排相关人员看望等，旨在从精神上给予鼓励，提升员工对企业的忠诚度。

第五，竞争激励。构建优胜劣汰制度，提倡员工与员工、部门与部门之间的平等竞争。对于业绩排名多次垫底的员工可调离或开除，以此来激发店员的狼性，提升店面业绩。需要注意的是，这种制度不是为了开除或调离某些员工，而是为了激发员工的积极性，挖掘员工的潜力。

第六，绩效激励。这是每个健康产业连锁店几乎都在使用的一种激励制度。比如出勤考核、业绩考核、采购考核等。制定相应的考核标准，达到考核标准者给予奖励，反之给予处罚。

店员激励的方式有很多种，可根据员工的个性采用不同的激励机制。此外，要根据情况，结合以上各种激励方法，制定一套完善的激励机制，且在执行的过程中要一视同仁。

内部财务控制

当下，健康产业连锁店有这样几种模式：一种是代理模式，即代理某连锁企业的产品，连锁店单独核算、单独经营，财务制度店长一个人说了算；一种是企业总部下设的连锁店，店长是招聘的，财务由总部指派，店长在财务控制方面具有一定的权限。

虽然连锁店的属性不同，但店长通常在财务控制上具有一定的权力。如何控制好成本，提升业绩，就需要店长来履行职责了。例如，有一个销售人员打车去拜访一位客户，打车费用往返共 55 元，他在报销的时候找了一些别人的打车发票，报了 110 元，然后找店长签字。店长一看是交通费用，二话没说就把字签了，给予报销。这样，连锁店就多付出了 55 元。长此以往，就会有更多人采用这种方式来报销费用，那么，该连锁店的经营成本将会比同等连锁店高出一倍，利润自然会降低很多。显然，这样的店长不懂得内部财务控制，或者说他在内部财务控制方面还不够严谨，容易导致连锁店内部财务的损失。

健康产业连锁店内部财务控制涉及这几个方面：交通费用控制、办公费用控制、订货费用控制、日常支出费用控制、专项资金费用控制等。

交通费用控制：销售代表去拜访客户、收银去银行办理业务、店长去总部开会等，自然会产生一些交通费用，这类交通费用自然也需要连锁店来承担。如我前面所讲，承担是应该的，但店长在审批的时候一定要严格，实际发生多少便报销多少，切不可养成用少报多的不好风气。

办公费用：店铺免不了要购买电脑、笔记本、办公桌椅、茶杯、茶具等办公用品，所有这些都是连锁店运营中产生的必要消耗品。该省的一定要省，而不该省的一分也不能省。有些店长觉得像茶具这样的东西就不需要了吧，没有什么用处，其实不然，茶具不但是喝茶的工具，还是彰显店面风格档次的一种元素，所以切不可为了控制成本而省掉某些费用。

日常支出费用：水电费、物业费、餐饮费等是日常支出的固定费用，没有什么可注意的，直接通过财务划拨，走流程报销即可。

专项资金费用：一个正规且制度完善的连锁店，都有一些专用资金备用，比如广告费、招待费、员工专用奖金等，专项资金要专用，不得随意挪用，避免内部财务出现混乱。

以上几点是连锁店内部财务可控的几个方面，而要做好以上几点，控制好内部财务，需采取以下一些措施：

第一，预算控制管理。预算控制管理是一种财务控制机制，有了预算，就要严格按照预算执行，防止超出预算。当然，有时候我们可能不得不做一些超出预算的决策，这时可以从其他项目预算中抽取部分资金，将总预算控制在合理的范围之内，确保预算目标的实现。

在执行预算控制管理制度时，店长要突出预算的刚性，严格控制执行。如果预算出现了偏差，要及时修正预算标准，让预算起到内部财务控制的作用。

第二，审批审查制度。健康产业连锁店内部一些大的财务支出都应该由店长签字确认，一些小的支出店长应进行周期性的抽查，制定财务项目支出审批审查制度。对于有问题的财务支出要果断拒绝；对于不按照流程弄虚作假的财务支出要严厉惩戒。

第三，规范财务支出流程。不管是大的项目，还是小的费用支出，都按照操作规范流程进行，不可搞特殊，不可越过某些流程。明确店长、店长助理及其他成员的权限，以保证内部财务控制"有据可查、有法可依"。

健康产业连锁店内部财务控制说白了就是控制内部腐败，监督资金，完善投资决策，有效管理成本，完成财务指标。

11 流动资金管理

健康产业连锁店的流动资金是连锁店健康运营的血液，关系到店铺运营的每一个环节。其运行状态是：从资金到实物，然后从实物到资金，周而复始，不断循环。通常，资金每流动一个周期，资金总额会增加。流动资金的周转率体现了流动资金的利用率，周期越短，速度越快，利用率越高，说明连锁店经营状况越好。因为在连锁店运营的过程中，很多因素已经确定，比如生产规模、人员配置、店铺面积等，流动资金周转越快，周期越短，需要的流动资金量就越少。因此，管理好流动资金非常重要。

当前，大多数健康产业连锁店在流动资金管理中存在以下几个方面的问题：

第一，认识不足。管理者或店长只重视店面销售业绩，忽视了流动资金管理。觉得只要业绩提上去，连锁店就会获得好的经济效益，流动资金的快慢并不重要。因此，很多连锁店对流动资金的利用率并不是很高，一定程度上阻碍了业绩的提升。

第二，管理没计划。流动资金盲目使用，无规划采购。最常见的就是存货不科学，存库量很大，但很多产品一直处于积压状态，觉得"手中有粮，心中不慌"。其实你手中的这些粮是一些"死"

粮，不但不能产生经济效益，还阻碍了流动资金的周转，增加了管理费用、贷款利息的支出。同样，也会阻碍连锁店的发展。

第三，流动资金管理责任感缺失。有一家连锁店，购买了一批办公用品，包括货架、办公桌等。买回来之后连锁企业总部告诉他们，所有货架、办公桌椅都要统一，由总部配发。为此，连锁店购买的货架、办公桌椅等物品被闲置。事后，并没有人对这次资金错误使用和决策负责。在这种情况下，有权责的人对流动资金的使用就会变得很随意，抱有"反正用错了也没人管，不用白不用"的思想，严重影响了流动资金的使用率。

鉴于以上原因，健康产业连锁店应采用以下措施，来有效管理流动资金。

第一，提高连锁店相关权限人员的意识。一家健康产业连锁店，除店长外，还有一部分人有使用流动资金的权限，如店长助理、采购等，作为店长，除了自己认识流动资金管理的重要性，还要增强相关人员的意识，改变他们的"随意"观念，让他们明白，管理好流动资金，提升流动资金周转频率，是提升店面业绩的有效途径。培养节约成本、减少浪费的观念。

第二，集中计划管理。将流动资金集中管理，这样可让一些分散的沉淀资金活跃，从而提升资金的使用率。此外，还需要有计划地使用流动资金，比如连锁店可开设两个账户：一个基本账户，主要用来支付日常开支，资金由店长或相关责任人划拨及签字确认使用，对于使用不当或造成损失的资金，责任人要承担一定的责任；另一个运营账户，专门用于采购货物、店铺扩张等较为重要的项目，由店长及相关责任人专门负责。这样，我们就可以将一些分散的资金集中起来，并进行有计划的使用，从而保证流动资金的流转率。

第三，加强存货管理。有些连锁店经常会遇到这样一种情况，用了大量资金采购了大批货物，却放在仓库搁置了半年，导致没有资金采购新产品，而旧产品又卖不出去。资金被严重占用，阻碍了连锁店的发展乃至正常运营。

因此，店长要做好存货管理工作，避免资金被无效占用。在进货时，要采购那些有市场竞争力、有价格优势和质量有保障的产品，且进货量要适当，根据市场需求合理采购，避免造成库存积压。囤货虽然也是一种经营策略，但对于健康产业来说，产品囤放的时间越长，越难销售。将钱花在刀刃上，才是健康产业连锁店经营的根本。

流动资金的周转率体现着连锁店运营的健康程度，在流动资金管理过程中，管理者需采取有效的措施，将市场需求与运营支出结合起来，科学配比，才能推动连锁店的发展。

店面绩效评估

俗话说"知己知彼，百战百胜"。然而，大多数经营者对别人很清楚，对自己却知之甚少。就如一个人，对好友的性格、爱好、脾性、经历乃至爱情史都非常了解，从一个动作就能知道对方下一步要做什么。然而，他对自己有这么了解吗？所以说一个人最难懂的就是自己。

健康产业连锁店经营者不但要了解消费者、竞争对手，还应该了解自己，明白自己有哪些不足，优势在哪里，该如何提升，如何做才能最大限度地推动店面发展等。这样，我们就能够为消费者提供优质的服务，在市场竞争中占据上风，采用合适的策略保证连锁店的健康发展。而要做好这一点，就需要店面绩效评估。

一套合格的绩效标准应具备挑战性和合理性。即标准具有一定的挑战性，但依照员工的能力是能够完成的。绩效标准要经过执行者及管理者的同意方可执行，也就是说店长制定了绩效标准后，要征得员工的同意与支持。如果员工不支持，就会有抵触心理，最后的评估也会失效。

绩效标准要量化，不可模棱两可，最好有一定的数字、时间标准，避免绩效评估的不准确，比如以每个月的销售额作为绩效标准。

另外，绩效评估标准要便于调整和计算。比如在市场旺季，绩效标准就要相对提升；市场淡季，绩效标准就要相对降低。在评估计算时，最好有一个固定的公式，这样可避免评估时产生纠纷。

把握了评估标准要点，接下来就要固定评估项目。原则上，凡是影响健康产业连锁店运营发展的要素，都可以作为评估项目。对于健康产业连锁店，常用的评估项目有以下几点：

第一，销售额。这是体现一家连锁店业绩的最基本要素，在一定时间内，销售额达到或超过评估标准，就说明运营状况良好，但不能单以这一个项目就断定利润高。因为很多产品有销售淡旺季，节假日可能会有促销活动。在促销中，单个产品的利润就会降低，即使销售额很高，利润也不一定会比平时高，所以绩效反而不如平时折扣低的时候。

第二，利润额，利润额一般指毛利润额和净利润额，毛利润是指营业额扣除经营成本后的税前利润；净利润是指毛利润扣除税金后的利润，这才是连锁店净赚的实际利润。

第三，费用。所谓费用是指维持店面正常运营的资金与成本，比如房租、员工工资、固定资产折旧等。一家连锁店如果营业额很高，但费用也很高，就会抵消最终的利润，影响连锁店的净利润。

第四，成长性。将不同的数据进行同比或环比，比如营业额、产品市场占有率、客户满意度等，与上一年的数据进行同期比较，从而得出成长性数据。

第五，目标完成率。一家连锁店通常会在年初制定目标，目标周期可以是季度和年度。当一个周期结束后，把实际完成的数据与预定目标进行对比，得出目标完成率。

第六，员工平均贡献率。将连锁店的营业额除以连锁店人数，得出每位员工的平均贡献率。

第七，销售客单量。指进店人数、成交量的数据，比如 10 个人进店，成交 3 个人和成交 5 个人是有很大差别的；成交 3 个人利润 5000 元和成交 5 个人利润 5000 元也是有很大差别的。所以，这个数据可作为销售能力提升培养方面的重要参考。

第八，商品转化率。即产品退货率、损坏率、回转率、平均库存等数据。这些数据涉及产品质量、售后、采购等各个方面，是非常重要的评估项目。

以上几点是健康产业连锁店绩效评估必须重视的项目，每一个数据背后都隐藏着店面运营过程中的各种问题，进行有效的绩效评估，将有助于店铺运营提升。

产品定位管控

2015 年国庆节期间，为了弥补多年来一直忙于工作而疏于照顾家人的遗憾，我带着家人到西安去游玩。其间，我遇到了一件让我印象深刻的事情。

那天和家人走在富有古典气息的街道上，看到了一家销售老年保健产品的连锁店。该健康品牌还组织员工听过我的课，所以当我看到这个品牌连锁店的时候，不禁停下脚步多看了几眼，想着进去给家人买一些保健品。

走进店逛了一圈后，我开始迷茫了，为什么呢？从价格上说，便宜的产品只有几块钱，贵的产品价格上千上万，墙角还堆积着一些其他品牌的产品。我心中随即浮现出这样的疑问：这家连锁店是正规店还是冒牌店呢？产品是高档还是低档呢？产品质量是否有保证呢？

经过跟朋友的询问，我得知这家店的确是得到授权的，心痛不已，觉得白白浪费了我在课上讲的那些知识。

这家店的问题就是产品定位不明。产品定位的目的是确定产品在消费者心中的形象和地位，与其他竞品形成鲜明对比，凸显优势。显然，以上这家店没有做到，不仅产品定位混乱，而且还混有其他品牌的产品，既体现不出产品的特色，在消费者心中的形象也大打折扣。

在进行产品定位前，我们首先需要做以下几个方面的调研：

第一，目标客户定位。即明白你要为谁服务，是老年人、中年人、孩子还是妇女。一个健康企业所生产的产品，它的目标客户可能是一类人，也可能是多类人。在市场越来越细化的今天，健康产品的针对性也越来越强，所以，一定要弄明白你的目标客户是谁。在现实生活中，一些对生活要求比较高的人，都喜欢去专卖店购物，原因是人们觉得这样的店面更专业，质量更可靠，售后更放心。健康产业连锁店也应如此，进行准确的客户定位，经营哪类产品就一目了然。

第二，需求定位。即满足客户的哪方面需求。不同的产品有不同的功效，不同的客户对产品有不同的需求。有高血压的人需要降压的健康产品，有糖尿病的人需要抑制糖浓度的健康产品，心脏不好的人需要维护心脏的健康产品，等等。对该市场的目标客户进行需求分析，这样我们就明白该主营什么功效的产品。

第三，产品组合定位。即如何充分满足客户需求。在确定目标客户及客户需求之后，单纯某类产品是无法充分满足客户需求的。如就老年人来说，随着年龄的增大，身上会患有多种潜在疾病，高血压、糖尿病、脑血管病等。因此，我们需要对产品进行科学的组合，然后进行营销推广，才能最大限度地满足客户需求。

掌握了以上几点，便可以对产品进行精准定位，产品定位包含产品功能定位、品质定位、价格定位、类型定位。

产品功能定位，是根据产品的功能来确定它在市场中的位置，重点要放在产品的功效上。一个产品除了具有主要功效之外，通常还有很多附加功效。所以在推广的过程中，除了着重突出产品的主要功效外，将其附加功效也要体现出来。

品质定位，是以产品的质量品牌来确定市场的位置。产品是高端产品还是低端产品，将其放在合适的市场位置，结合相应的营销策略，体现出产品的不可替代性。比如你去肯德基吃饭，一定没有3元一个的鸡腿，而在路边摊就可能买到，这便是产品品质定位的不同。

价格定位，是根据市场需求、产品品质对产品进行定价。人们在购买某产品时，通常会将价格摆在首位，但是，面对价格相同的产品，消费者一定会选择品质定位高的店面消费。如果你的价格高出了消费者的心理预算，他便不会购买。所以，价格定位要结合产品品质与市场需求。

类型定位，是提供适合消费者需求及竞争策略的产品种类。提供的产品既能满足客户需求的多样化，与竞争对手的产品相比，又能凸显产品的优势。这便是成功的产品种类定位。

总之，产品定位管控的目的是最大程度提供符合消费者需求的产品，上架具有竞争优势的产品，凸显产品的优势，维护产品在市场及消费者心中的形象地位。

11 售后服务机制

你买了一台电脑,一个星期后黑屏,然后你找售后,售后告诉你一个星期后取。一个星期后你去拿,被告知还没有修好,而且还需要自费,这时你必然会非常恼火。就算后来经过协调,销售方给你免费修好了电脑,在与朋友聊天的过程中只要谈到电脑,你也会告诉他们不要购买该品牌。这样一传十,十传百,必然在一定程度上影响该品牌的销售业绩。这就是所谓的250定律。客户在使用产品时感到愉快,他会告诉身边的250个人;反之,他也会告诉身边的250个人。

在所有的产品销售中,客户异议的出现大多是在产品售后方面,客户的不满意度也集中在售后方面。所以,一个优秀的健康产业连锁店应建立完善的售后服务机制,将客户异议、不满止于售后,防止客户进行负面扩散。

首先,当客户购买产品出现异议时,连锁店工作人员要积极热情地接待。切不可当购买产品时把客户当作上帝,当客户认为产品有问题来询问时,便一副爱答不理、冷冰冰的状态。这样即使解决了问题,也会给客户留下不好的印象,客户就有可能进行负面宣传。

其次,按照售后制度处理客户异议。当客户提出要退换货时,不要抱一种能修不换、能换不退的心态。该修修，该换换，处理原则是让客户感受到我们连锁店的售后完善性。关于退换规则，需根据产品的特性制定。

例如，有些连锁店的退换制度是这样的：产品型号不对或有质量问题，一周内可进行退换，一周到一个月需根据天数扣除相应的折旧费然后退换，一个月之后不予退换。如果客户更换的产品低于原产品价格，可用其他产品补充，直到达到原产品价格。如退换产品超出原产品价格，客户需支付超出金额。由于人为原因造成产品损坏，不予退换。客服在处理售后问题时，要保持微笑，有礼貌、有耐性，认真听取客户退换货的原因，耐心向客户解释。当然，关于售后细则的制订，由于产品的属性不同，每个连锁店也会不同。通常，健康产业连锁企业都会为连锁店制定标准化、规范化的售后服务流程和机制，来维护该品牌形象。但一些规模较小的连锁企业或者代理连锁店，没有完善的售后机制，采用的是随机处理方法，即由员工或店长负责客户的售后服务。出现售后问题时不是按照流程去处理，而是先说服客户接受，在无法说服的情况下才进行下一步，耗时耗力，还比较混乱。在这种情况下，售后服务的质量便取决于销售人员的态度和能力。消费者只认卖给他产品的销售人员，一旦员工离职，消费者便会选择其他产品。而且当一家店运营三四年后，一些老员工手中可能就会有好几百个客户。随着客户人数的增多，售后服务质量必然会下降，导致一些客户流失。

为此，健康产业连锁店在运营初期就应该建立完善的售后服务机制，结合连锁企业总部的要求，在条件允许的情况下设立售后服务部，专门负责产品售后工作。这样既可以有效保证客户对产品的满意度，又提升了服务质量，有利于连锁店长期发展。

第四章 ·······

健康产业连锁店店长的道、术、器

店长销讲心态修炼

什么样的店长造就什么样的店面气氛。如果店长的性格内向，你会发现来店里的客户都比较内向；如果店长的心态比较消极，你会发现来店里的顾客很少说话。我经常去一些连锁店做调研，有些店长听说我来了，提前半小时就组织员工练歌，排练欢迎仪式；有些店长则表情冷淡，甚至正眼都不看你。作为一家健康产业的连锁店店长，一定要有积极热情的心态，这样才能感染客户，促使他们消费。

戴尔·卡耐基曾说："演讲是人人都有的一种潜在能力，问题在于每个人是否发现、发展和利用这种天资。一个人能站起来当众讲话是迈向成功的关键性一步。"同样，销讲作为演讲的一个分支，任何人都有这种潜能，即使你天生性格内向、懦弱，只要你勤加修炼和学习，就一定能够成为一名优秀的销讲者。

我接触过很多成功人士，发现他们都有一个超级能力，那就是演讲。他们的一言一行、一举一动都那么具有说服力和感染力，甚至可以说有那么一种用语言融化钢铁的能力。如果一个店长能够有如此强大的演讲能力，那么他能够带给连锁店的业绩将是巨大的。那么，一家健康产业连锁店店长该如何修炼自己的心态呢？

首先，店长需要明白这几个问题：你学习销讲的目的是什么？想达到什么样的水平？它能给你带来什么？你愿意付出多大的代价？目前的障碍是什么？准备如何突破？正确定位以上几个问题，便可端正你销讲的心态。

在学习的过程中，不要急于求成，认为一个合格的店长学习两三个月就可以做到。在我刚出道时，我曾问过我的老师，一个优秀的讲师需要多久可以练成。讲师对我说："很快，只需要一辈子。"如果你敢拿出研究一辈子的心态去学习，我相信你一定会成为全球唯一。古语讲："活到老，学到老。"这是一种强大的力量，只要有这种心态，任何困难都无法阻挡你的成功。

热爱、自信是一个优秀销讲师应具备的基本心态。能进入健康产业，我相信你是对这个行业感兴趣的，因此，你可以用对行业的兴趣来激发对会销的热爱。有一部分人在学习销讲的时候不是非常自信，一上台就会紧张、胆怯，心理素质不够硬。这是因为他们对健康产业不够了解，公众交际少，不知道听众需要什么、喜欢什么，因此产生了陌生不适感，害怕被拒绝。而且他们还不懂得如何调整自己的心态，自我价值认识不够。

其实，你之所以会感到恐惧、胆怯，没有自信，其中一个重要的原因就是你太想以完美的方式呈现你自己，但是完美在这个世界上是不存在的。所以，你不妨放平自己的心态，坦诚地进行演讲，真实地表达你的想法及观点，讲之前或讲完之后告诉听众："如果我讲得不好，请大家多多关照，不过我一定会努力的。"这样，对于听众来说，他们会原谅你的瑕疵；对于你来说，也可以在一定程度上消除紧张的情绪。

还有一种方法就是培养积极的心态，积极的心态可以驱除恐惧的心理，时刻让自己保持一种正能量。因为不自信的人习惯于去想一些不好的事情，而当你具有积极的心态时，就会把所有心思放在积极的事情上，也就不会胡思乱想，从而在不知不觉中战胜恐惧，凸显自信。

在进行销讲的过程中，会因为一些突发事件让你感到紧张，自信心被打击，这时你要学会自我调整。例如，调整呼吸，让大脑放松，在心里默念："我能行，我可以。"从而消除紧张，重拾自信。

心态修炼是一个内在的过程，是一个激发潜在力量的过程，是个长期坚持的过程，任何人也无法在短期内通过修炼就达成一种很好的状态。所以，我们首先要从每天的生活、工作中的一些小事做起，如工作中进行控制注意力锻炼，言行举止端正，说话时语气坚定，沟通时时刻保持微笑，正视对方的眼神。通过这样的训练，久而久之，自卑感、恐惧感就会消失，自信心就会提升。

健康产业连锁店店长心态修炼是一个很重要的课题，它不仅关系着店长销讲的能力及效果，还关系着店长个人的自身发展。拥有健康的心态除了能够做好销讲之外，对于做任何事情都会有极大的帮助。

店长销讲技巧把握

销讲是演讲的一部分，所以如何做好销讲，让听众听得有激情，需要有一些技巧和要点去把握。

第一，快速化解紧张。浙江卫视《中国好声音》在鸟巢进行冠军争夺时，周杰伦带领自己的学员唱完歌后说："我比我的学员都要紧张。"这说明，无论你上过多少舞台，经历过多少风雨，在某些场合及环境中，你依然会紧张，而紧张会让销讲效果大大降低。

所以，我们不追求上台不紧张，紧张很正常，关键是你要懂得如何快速化解紧张，最好的方式就是与观众进行互动。例如，你在紧张时，可以邀请观众对话，一方面可以活跃现场气氛，另一方面在对话中你能够彻底地放松。

第二，完美表达。有些时候，你想得很好，在开讲之前心里很有规划，该讲哪些内容，如何讲，等等。可当你开口后，你发现讲得并不顺畅，效果并不好，并没有完全表达出你心中所想的意思。这说明尽管你心思缜密，思维清晰，但表达能力还不够好。那么，你需要调整呼吸，重理思路，业余时间要加强演讲练习。

第三，快速分享，提升销讲能力。作为一个销讲人员，这一点很重要，它能够帮助我们快速消化相关知识。比如某天你偶然听到了一些非常精彩的演讲句子，而且非常适合你做销讲时使用。那么，请务必在最短的时间内与他人分享，如讲给你的店员听，讲给你的朋友听，并深入理解。这样，你会快速吸收这些句子的精华，并衍生出自己的内容。

第四，故事阐述。销讲中，能够真正有效激发听众情绪、吸引听众注意力的不是对产品的介绍，而是关于产品的故事阐述。一个销讲高手往往都是讲故事的高手，他们能够将一个简单的案例讲得有声有色，且具有强大的说服力。所以，把握案例分享技巧在销讲中至关重要。

第五，即兴发挥。销讲中会遇到很多突发情况，或者自己心血来潮讲一些没有备课的内容，这时就需要销讲者即兴发挥。即兴发挥的关键在于随环境气氛的变化而变化，如现场气氛高涨时，顺势插入产品最大的特性和爆点内容，语言可以夸张一些，来提升听众的欲望；当听众提出异议时，要用理智客观的语言即兴回复。

第六，内容原创性。如果你讲了一个故事，而这个故事听众已经听过8遍了，你觉得这个故事在现场还有作用吗？听众还会认真地听你说下去吗？显然不可能。所以，不要讲一些老掉牙的案例、故事，要紧随时代发展潮流，讲一些"热乎"的内容，听众会更有激情，效果会更好。

第七，语言幽默。幽默是打破尴尬气氛、活跃环境的良药，是沟通彼此心灵、消除对方戒备心理的最好方式。如果能够根据自己的语言风格，打造一套完全属于自己的销讲趣味语言，那么，效果将会事半功倍。

店长销讲的肢体语言修炼

肢体语言是除语言之外，人类沟通的第二大语言。据相关研究，一个人在演讲中的有效信息传递，55%通过肢体语言传递，38%通过语调、语速传递，仅有7%是通过内容传递。也许你看到这个数据觉得不可思议，但在演讲中，事实的确如此。

所以说，肢体语言在演讲中就显得更重要，具体需要注意以下几个方面：

（1）站立稳重大气。男士站立双脚自然分开，与肩宽齐；女士可选择"丁字形"站立。总之，给人的感觉是下盘稳，成熟稳重，有强烈的气场。切记，不可在站立中左摇右晃，走动不要过于频繁，这样容易分散听众的注意力，走动的频率应根据会场的大小而定。

（2）手势。演唱会中，明星都会向听众做出很多手势，这便是一种语言声音的传递。销讲中手势也不可缺少。首先，手势要与自己演讲的内容相符，切记不可说东，你打向西的手势。其次，多采用开放性的、积极的手势，规避消极的手势，比如用手指人，手心向下做拍打等。通常，合理的手势范围应在腰以上、肩膀以下。当然，如果采用激励式演讲的话可超过肩膀。另外需要注意的是，在销讲中要避免一些习惯性的小动作，如抓耳挠腮等，这会在无意中影响你在听众心中的印象。

（3）头部。很多销讲店长会忽视这一肢体语言，如他们在与某个听众沟通时，站在讲台上直接把头伸过去，虽然只有短短的几秒钟，但却是非常不雅的做法。正确的做法是将头部和肩膀一起移动过去。另外，演讲中头部不要频繁左摇右晃，需要移动时要与肩膀一起。

（4）表情。世界上最美的表情是微笑，微笑是人与人交往中最美丽的语言。所以，店长在销讲中要注意恰当展露自己的微笑。微笑不是傻笑，最美的微笑是能够将自己所演讲的内容结合起来，在最恰当的时候报以微笑。

（5）眼睛。俗话说"眼睛是心灵的窗口"，通过眼睛，彼此之间可以达到用语言无法表达的心灵深层次交流。试想你所听过的印象最深的一些课程，你会发现，这些课程中讲师都与你进行了充分有效的眼神交流。

有效的眼神交流不是对视，而是情感的传递，那么，什么样的眼神最合适呢？

首先，眼神交流时要温柔坚定，眼神不要太强势，也不可过于温柔。前者容易体现攻击性，后者会让对方觉得软弱无力。如果无法做到这一点，就要多加训练。每天花 10 分钟时间，对着镜子训练调整，以达到最好的状态。

其次，眼神交流的时间要适应。如果你盯着一位听众很长时间，这会让这位听众感到害怕，同时也会让其他听众嫉妒。相反，如果眼神在某位观众身上只是一扫而过的话，也起不到该有的作用。所以，眼神交流时间不宜太长也不宜太短，最佳的时间是 2~4 秒。

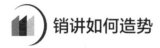 **销讲如何造势**

古人有句话叫"酒香不怕巷子深"，意思是只要酒好，即使藏在很深的巷子里，也会有人购买。随着社会的发展、营销的细化、产品竞争力的增强，这句话不再适合。即使再香的酒，即使在街边，如果不懂得营销、造势，也会被人们遗忘。

细数那些我们耳熟能详的产品，无不是造势高手的杰作；再看看那些"风头正劲"的人物，我们之所以能够记住他们，无不与造势有关。销讲也是如此，造势做得好，就能调动听众的兴趣，激发听众的激情，能够为整个销讲造一个完美坚实的铺垫。作为店长，我们肯定听过很多其他讲师的演讲，那些对你留有深刻印象的老师，必然都是造势做得很好的人。

会销演讲也是一种销售方式，不同的是它结合了演讲的方式，并且是一对多的交流。这类带有销售性的演讲是否能够成功，关键在于是否能够吊住听众胃口，这直接影响到销讲的成败。而要吊住听众胃口，演讲者就必须要懂得造势，以便达到精彩的演讲效果和销售目的。

根据我多年的演讲经验和总结，做好以下几点可起到很好的造势效果：

第一，语言要抑扬顿挫。特别是在表达感情和讲故事的过程中，要给人一种跌宕起伏的感觉。如同一些欧美电影，节奏紧凑，情节紧张，感情部分很细腻，深入人心；悬疑动作部分节奏很快，生怕错过一秒钟。这样一种前后反差，可营造出一种强大的气势，能够让我们的演讲富有动感、活力和生命。

第二，语意突变。所谓语意突变就是打破观众的惯性心理，来一个"情节转折"。例如，在你介绍了产品的一些优势之后，你说："这种产品应该是完美的对吧？"这时大多数听众都会惯性地认为"是"。这时你说："不是，其实它并不是完美的。"这便吊起了听众的胃口，随后你可以介绍出更好的产品或者阐述任何产品都没有完美之说的观点。

第三，悬念引导。生活中和朋友聊天，如果有些人话说到一半突然不说了，这总是让听众很是着急，恨不得跪求对方把后面的话说完。通常我们称这种讲话方式为"卖关子"。会销演讲中我们也可以卖卖关子，来达到造势的目的。例如，当你讲到精彩之处时突然停下来，让听众去讨论或者思考，这样会使听众更加积极认真。

第四，铺垫渲染。在讲到某一个产品的时候，一味说它好，相信听众是没有兴趣听的。如果我们能够从不同的角度来分析这个产品，进行细致的渲染，把一些细节也讲出来，如时间、地点、环境、人物等，相信很快便会把听众带入一个特定的环境，听众也会饶有兴趣地听下去。这同样也会起到极佳的造势效果。

销讲中能够有效造势，是考验一个讲师功力的关键。把握造势的要点，才能够在讲台上随心所欲，控制听众的情绪。听众前一分钟异常严肃，后一分钟便捧腹大笑，如能达到这样一种效果，说明你已经把造势运用到炉火纯青的地步。

店长销讲的说服力、 领导力、 行动力

所谓说服力，简单地讲是让他人接受你的观点，这一点对店长来说非常重要。因为只有听众认可了你的观点，才会认可你这个人，才会对你产生信任，购买你的产品。所谓领导力，广泛的讲是指一个人引导的能力，是否能够让他人追随于你、忠诚于你。显然，店长作为一个引导者，也必须具备这方面的能力。行动力很容易理解，对于店长来说，就是执行力和积极性，有了好的营销策略，是否能够马上进行。

乔·吉拉德曾说："其实我真正卖的世界第一名的产品不是汽车，而是我自己——乔·吉拉德。以前如此，未来也是如此。"这不仅是一个优秀汽车销售员的营销理念，还应该是一位会销讲师的必备观念，是一个店长销讲的必备观念。店长进行销讲时，首先要将自己推销给听众，而说服力、领导力、行动力就是你成功推销自己的关键要素。

我认为一个店长要提升赢得听众信任，需要从以下几个方面做起：

第一，自信。

要说服别人，先要说服自己，要说服自己，首先要自信。自信

是说服他人、领导他人、体现行动力的基本要素。有些店长站在台上后，会感到恐惧、紧张，这是因为你对自己没有信心，具体可从以下几个方面培养提升个人自信。

（1）讲一些自己熟悉且确定的东西。演讲不是吹牛，也不是忽悠，如果只讲一些道听途说的东西，只是浅表阐述，听众就不会信任你，你自己也会越讲越没有自信。所以说，演讲一定要讲一些自己熟悉并且确定的东西，如自己的亲身经历、亲眼所见等，这样你不但在演讲的过程中会更加投入，而且更容易产生共鸣。

（2）充分发挥首因效应。在普通的销售中，客户是否信任销售员，往往取决于客户与销售员见面的前30秒，销售员的言行举止决定了他在客户心中的信任分数，这便是首因效应。店长销讲也是如此，店长上台后的形象、言行举止是体现专业素养的主要因素，而这些因素最好的发挥效果时间便是前30秒。在这30秒内，充分展示自己的德、艺、威、风，给听众一个干练、专业、诚实，值得信赖的印象。

（3）模仿。很多会销讲师都是从模仿自己崇拜的讲师开始的，店长在销讲时也可尝试模仿。有人说，一味地模仿他人，没有自己的特色，一方面没有竞争力，另一方面和树立自信心没有多大关系。事实上，很多优秀的会销讲师都是从模仿开始的，在模仿中形成了自己的特色。首先，模仿能够使自己快速进入角色；其次，模仿可让自己免去很多错误。基于这两点，自然能够构建自己的自信心。

第二，懂得换位思考。

最好的说服方式就是能够站在听众的角度考虑、分析问题，提出解决方案。例如，我们在平时讲话中，总是会说：我怎样怎样，我如何如何。总是把"我"放在首位，给人的感觉是你说的话好像与自己无关，可能就不会认真去听。而如果我们把"我"换成"你"，那么给对方的感觉就会完全不同，他们会更加认真、积极地听你说话，这样更能提升自己的说服力。所以，在会销演讲中，我们要把重心放在听众身上，从听众的角度分析什么样的话是对方关注的，什么样的内容对方更容易信任。通常，以下几个方面更容易让听众信服，更具有说服力。

（1）数据。要说服他人，就需要证据，而最有力的证据就是数据。特别是一些官方公布或者被知名机构证实的数据，这样一个数据往往要胜过讲师的千言万语。例如，你的产品可以净化室内环境，如果你一直强调这种产品的工作原理如何、有哪些优点等，很难说服听众，而如果你能够展示一些知名机构或国家检测机构对这台机器的检测数据，听众会更容易接受。

（2）权威证言。电视中经常会看到一些名人代言的广告，而且据说代言费不低。商家为什么会邀请那些名人代言呢？原因就是名人的公信力高，人们更容易相信他们所说的话。按照这个逻辑，那么，我们在需要证实一些观点时，可以运用一些相关专家说过的话，或者邀请一些专家、名人试用产品，然后给出评价。把这些正面评价当作说服听众的工具，相信效果一定会更好。

（3）现场示范。俗话说"眼见为实，耳听为虚"。如果你是听众，你也一定会相信自己亲眼所见的现象。因此，店长在进行销讲时不妨现场做一些示范，利用现场示范会更容易打消听众心中的疑虑，更有助于说服听众。

（4）讲述亲身经历。利用这一点来说服听众时，讲述一定要详细、认真，尤其是一些细节一定要阐述清楚，否则很容易让听众认为你是在编故事。

第三，热情投入，恰当比喻。

每一次成功的演讲中，演讲者一定是兴奋、投入的，听众一定是热情、认真的。有些演讲者选的题材很好，内容设置也很合理，但讲述过程却很平淡，像是催眠曲，让听众听得昏昏欲睡。显然，这样的演讲是无法引导听众，没有什么说服力的。

所以，店长在演讲的过程中一定要全身心的投入，用肢体语言、语气来带动现场的气氛。在讲到一些枯燥或者专业的话题时，适当运用比喻，让听众一听就懂。一方面，可让听众更容易理解你所表达的意思，感受到幽默，带动现场气氛；另一方面，还可以很好地引导听众思路。

以上三点，在会销演讲中很重要，除了深入理解之外，最重要的是实践，运用在每次的会销演讲中，然后根据自己的特点打磨，总结出适合自己的方式方法。

如何让你的演讲能深入人心

作为一名健康产业连锁店的店长，同时作为一名会销演讲者，你一定希望自己的演讲受到听众的欢迎，打动听众，感染听众。那么，怎样使你的演讲具备这种深入人心的效果呢？我总结了以下几条，供大家参考运用：

第一，条理分明，逻辑性讲述。

要想把一件很复杂的事情讲清楚，让对方听明白，最好的方法就是逻辑清楚、有条理地说明，按照人们对事物的理解习惯，分条讲述。我曾听过当代著名教育家陶行知的一次演讲，他演讲的题目是"每天四问"，总共分了这样四个部分：第一问，我的身体有没有进步；第二问，我的学问有没有进步；第三问，我的工作有没有进步；第四问，我的道德有没有进步。在演讲中，他由浅入深，对于这四点有针对性地展开，给我留下了深刻印象，至今回忆起来，仍然历历在目。主要原因就是他内容安排得条理分明，逻辑清晰。

第二，善于分享自己印象深刻的话题。

我有一个作家朋友刘瑞军，他写了一本书叫《自媒体营销实战全攻略》，其中有一段内容让我印象深刻，讲的是他在做自媒体的过程中，遇到了问题然后如何解决的事情。这一过程描述详细，给人一种熟悉亲切的感觉。在读那段内容的时候，我深深感受到了他当时的心理。他的那段内容之所以让我印象深刻，主要原因是他以自己为背景而进行了阐述。在会销演讲中，其实也是如此，如果能够从自己的经历中找到话题，让听众听你所经过的，感受你所感受的，必然会留下深刻的印象。

第三，融入听众。

我认识很多讲师，也听过很多演讲，说实话，有些讲师的演讲风格我真的很不喜欢，甚至有一些讨厌。他们要么会卖弄很多技巧手段，不断强调自己多么多么厉害，给人一种炫耀甚至被戏弄的感觉；要么在演讲的过程中趾高气扬，居高临下，好像普天之下，唯我独尊。我相信很多人都不喜欢听这样的讲师演讲，因为他总是与我们有很远的"距离"。

所以，拉近与听众的距离，融入听众，是一场深入人心的演讲的关键要素。谦虚、客观地阐述观点，风趣、幽默地与听众互动，是融入听众的主要方法。

第四，用"心"演讲。

你有没有听过知心好友给你讲知心话，在听这些话的时候你是否非常感动，过后且记忆犹新呢？答案是肯定的，原因是对方在用"心"向你诉说。

在会销演讲中，我们也需要用"心"演讲。诚实、热情、真挚的演讲，一定会让听众感受到你的真诚，甚至感动他们。

首先，演讲要诚实。开诚布公，实话实说，不要因为某些原因或利益偏袒，也不要尝试去忽悠听众，因为能够听你演讲的人都是聪明之人。

其次，观点新颖，凸显个性。一位优秀的会销演讲者必然是一位敢说敢想，不会随波逐流、人云亦云的人。遗憾的是，由于种种原因，这样的演讲者已经很少。我希望每一位会销演讲者都能够勇敢地讲出自己的观点，彰显自己的个性，即使你的观点当下不被很多人认可，但只要你认为是正确的，就应该讲出来。也许一些人会不认可你的观点，但并不代表他们不喜欢你，相反，因为你的用"心"他们可能会更加欣赏你关注你。

深入人心的演讲是每一位会销演讲者都希望达到的效果，说起来容易，但真正做起来可能会有一些困难，也不会立竿见影出效果。但是，在每一次演讲中我们都要去尝试达到这种效果，长久地坚持，必然会有不凡的效果。

第 五 章

健康产业连锁店客户开发

每一个进店者都是客户

假如你是一个店的店员，当有人走进店里的时候，你会猜测他是不是准客户吗？如果你的回答是肯定的，那么我要告诉你，你的想法是错误的。我们要做的不是猜测他到底是不是准客户，而是热情地迎接。如果我们总是用一种猜测的态度对待每一位进店的客户，势必会让客户感到不悦，以至于会错过一些客户。

有些店员觉得，客户进店后快速判断对方是不是准客户，可以更加高效地接待客户。如果是准客户，就热情地接待、详细地介绍；如果不是，那么随便介绍介绍就行了，反正他也不会买。客户进店后会不会买不是你能决定的，也许他今天不买，但是经过对比后明天可能会买，甚至是带着朋友一起过来买。也许他今天没有经济实力购买，可他总有一天会成为有钱人，如果你能够给他留下良好的印象，那么他一定会首先到你这里购买。

有这样一个故事，在上海某条大街的旁边有一家汽车4S店，店里有一个刚刚大学毕业不久的销售顾问小王。店里共有销售员5人，小王是其中做事最认真、积极、热情的一个人。

这天，天气不是很好，阴阴沉沉，进店客户也不是很多。那些老销售顾问都认为今天看车的人不会太多，个个趴在桌子上昏昏欲睡，只有小王依然保持着往日的热情。中午，突然下起了瓢泼大雨，一位身着朴素50岁左右的男子走进了店门，身上的衣服已被雨水打湿。老销售顾问自言自语说："哎！又是来避雨的，不用管他，让他自己看吧。"

小王并没有听从他们的意见，依然热情地迎了上去，积极地问候。男子微笑着对小王说："不好意思小伙子，我不是买车的，我就是随便看看。"看来这些老销售顾问的猜测没有错，男子的确是来避雨的。

听到男子这样说，小王的热情并没有减退，依然说："没关系，您随便看看，外面这么大的雨，我给您倒杯热水暖暖身子。"

就这样，男子与小王一边聊天一边看车，小王将男子感觉不错的车详细地介绍了一遍。半个小时后雨停了，男子起身要离开，小王递上自己的名片，依然热情地送客。

男子走后，那些老销售顾问对小王说："我说的没错吧，他就是来避雨的。"小王说："没关系，反正闲着也是闲着。"

惊喜总是来得那么突然，第三天，那位男子带着儿子又走进了这家汽车4S店，并点名要找小王，全款买了一部小王介绍的车。男子对小王说："那天刚走到你家店门口，突然下大雨，由于没带伞所以就想进来避避雨，没想到你这么热情，回家后我将经历告诉了儿子，儿子说要给我买部车，免得以后再被雨淋。尽管我有驾照，但交通太拥堵，不爱开车，但想想你人这么好，就在你这儿买一台吧！"

客户的想法你不可能完全猜到，我们应该用统一的标准接待每一位客户。当然，我们可以猜测判断进店者是不是准客户，但不要因为猜测而降低你的接待标准。

总体来讲，店面客户只有两类：老客户和新客户。不要认为老客户买过了就不会再次购买，他们进店就是为了售后服务。老客户的价值是转介绍的价值、宣讲推广的价值，员工、专家讲十句好不如客户讲一句好。服务接待好老客户，他可以给我们带来更多的新客户。对于进店的新客户来说，我们要让他们感受到我们的热情和亲切，很自然地服务每一个进店客户，不要让他们觉得做作，这样客户更容易接受。

划定属于自己的客户群体

不同的产品具有不同的属性，不同的属性决定了不同的客户群体。将一台价值上百万的豪车向一名小学生推销显然是不合情理的，将一件价值数十万的奢侈品向一位家庭贫穷的夫人推荐显然是没有道理的。所以，不同的产品具有不同的客户群体。事实上，企业在研发产品的初期阶段，就已经定位了客户群体。比如，我研发某类保健品是针对老年人脑血管疾病的，那么这类产品的主要客户群体就是老年人；我研发某类产品的主要作用是美容养颜的，那么这类产品的主要客户群体就是年轻女士；又如，你的产品是医疗器械，那么你的客户群就是医院或者需要借助工具康复的病人。总之，你一定要明确客户群体有哪些，然后有针对性地开发。

划定客户群体，首先要从你的产品入手，熟悉产品特性，如产品具有什么特点，有哪些优势，在哪方面可起到良好的作用等。这就要求销售人员除了详细阅读产品说明书、熟悉产品成分或者构造外，还应该回访使用过产品的客户，询问他们使用后的感受，了解产品更多的优势和特性，因为只有使用过产品的人才最有发言权。

例如，你的产品主要针对的是脑血管疾病，同时对高血压也有辅助治疗作用。你通过与使用过该产品的客户沟通发现，该产品治疗高血压也有很好的效果，那么，你就可以将高血压患者纳入你的客户群体中。

在划定消费群体时，我们可以通过以下几种方法进行操作：

第一，根据产品特性划定。明白产品的主要功能是什么，以及能够解决消费者什么样的问题，这是确定消费主力人群的前提条件。如果你的产品是治疗高血压的保健产品，那么消费主力人群就是患有高血压的老人，或者具有高血压前期症状的人群。

我有一个朋友想开一家干洗店，问我开在什么地方好，我问他价格是怎么定的，他说中下等，于是我建议开在居民小区里面。他问为什么，我说："因为你的价格中下，最适合小区居民里的家庭主妇。如果你开在闹市，成本太高，没有利润。"他听了我的分析连连点头。

就我这位朋友来说，他的干洗店就是他的产品，价格中下就是他产品的特点。根据这一特点，一些家庭主妇必然会非常喜欢，因为便宜实惠。所以，他的消费主力人群就是居民小区中的家庭主妇。

第二，通过熟人划定消费主力人群。主要是通过与熟人、亲朋好友、同事、邻居等聊天沟通，询问他们是否对该产品有需求，是否在使用同类产品，以及对该产品的看法。例如，你销售的是保健品，而通过与朋友的沟通得知对方有保养身体的需求或者在使用同类产品对身体进行保养，那么他便属于你产品的消费人群。同时，我们还可以根据其年龄、性别、工作性质等因素，大致圈定一个范围。

第三，调查搜索。通过网络检索使用人群，如在搜索引擎中输入产品的功能、名字、特点等关键词，寻找哪些人在使用这些产品或者同类产品，他们对这些产品的评价如何。最后通过这些数据进行综合分析、分类筛选，划定产品的客户群体。

⓫ 有效搜集潜在客户联系方式

对于健康产业连锁店的运营来说，尽可能多地搜集客户信息是重要的客户开发方式之一。据我个人调查，一家健康产业连锁店的客户，自愿进店而生成的比例不到20%；有20%的客户是通过客户转介绍形成的；还有60%的客户是销售人员通过搜集客户信息，邀约形成的。也就是说，大多数客户都是通过搜集联系方式而被开发的。

特别是在人们的健康意识淡薄，由于生活压力而无暇关注自身健康的时候，更需要我们主动搜集客户信息、主动联系客户。以下是健康产业连锁店常用的搜集潜在客户信息的方法。

第一种，网络搜集法。这是最常用的一种方式，即通过一些专业网站、健康产品的论坛等平台，可以找到潜在的客户，如百度平台的百度问答、百度贴吧等，可通过跟帖留言的方式与客户建立联系，并通过私聊索取联系方式；在一些专业的健康网站中，几乎里面所有的会员都是你的潜在客户，但通常会员的资料联系方式是保密的，必要的时候也可以通过一些方式获得。

第二种，常规搜集法。地毯式的搜集客户信息，也就是我们常说的"扫大街"。在小区、大街上或者上门发传单来了解客户获取联系方式。这是一种最传统的搜集方式，虽然工作量大、辛苦，但比较有效，不会遗漏有价值的客户，还会起到宣传作用。

第三种，媒介搜集法。利用广告的形式推广宣传连锁店，同时起到搜集客户信息的作用。例如，在报纸、电台、行业杂志、电视台等做广告，必然会吸引一些潜在客户的咨询，从而获得客户信息。此外，还可以向特定区域发送传单，主动索取潜在客户联系方式或者吸引客户来电。

第四种，转介绍搜集法。通过老客户有偿介绍而获得客户信息，这种方法很多连锁店都在用，效果较好。例如，老客户介绍一个新客户可送老客户一些小礼品、代金券等。此外，我们还可以通过身边的朋友、熟人等社会关系进行有偿转介绍，都能够取得不错的效果。

第五种，展会、交易会搜集法。当前，各个行业几乎每年都要举办几次展会、交易会、博览会、广交会等活动。在这些活动中，往往有一些潜在客户来"闲逛"。我们可积极参加类似的会议活动，一方面宣传销售产品，另一方面可获得一些非常有价值的客户信息。

第六种，举办活动搜集法。每年的劳动节、国庆节、"双十一"、元旦等节日，很多商家都会举办一些促销活动。当然，健康产业连锁店也应如此，通过类似的活动来搜集一些潜在客户的信息。除此之外，我们还可以举办一些市场调研活动、售后服务活动、免费体验活动等，也可以达到搜集客户信息的目的。

第七种，同行业互相介绍。可以与一些同行业但不同产品的商家建立联系，如你是经营健康器械的，他们是经营保健品的，那么，他们店的客户大多也是你的潜在客户，你店里客户大多也是他们的客户，你们可进行合作，相互介绍客户，效果也往往不错。

以上七种方法是健康产业连锁店最常用的搜集客户信息的方式，我们要深入理解，合理运用，当然，也可以根据自己的情况改进。

邀约客户的方式及技巧

前几天，我在去演讲的路上接到了这样一个电话。

对方："彭先生您好，我是某某置业的小刘，能占用您两分钟的时间和您沟通一些事情吗？"

我："好的，请说。"

对方："是这样的，我们公司明天要开一个楼盘，优惠 3 个点，而且您买不买房我们都有 500 元的礼品免费送给您，我们特地邀请您来参加。"

我当时就很纳闷，我确实有买房的打算，但对方是如何知道我有这个打算的呢？而且对方好像知道我会拒绝一样，直接抛出了利益点。我想，对方在给我打电话之前一定是做了准备工作的，从别的渠道了解了我有买房的打算。分析这种邀约方式，看似很普通，但非常有效，因为对方直接抛出了利益点，具有一定的诱惑力。

很多人在接到邀约的时候可能会想：如果我去了发现不是我喜欢的，那岂不是白走一趟，而且他们会不会逼着我去买呢？显然这一点对方也想到了，不管你买与不买，都会送价值 500 元的礼品给你。这样就打消了大多数客户心中的顾虑。我想只要客户有时间，就都愿意去看看。

面对同样一个客户，你邀约的方式不同，给客户的感觉会不同，结果自然也会不同。在邀约客户的过程中，有以下几个方面需要注意：

第一，了解客户。在邀约之前，一定要先了解客户，如客户的基本资料、客户的性格、客户经济情况、客户对健康的重视程度、目前的身体状况等，根据这些，制订出适合这位客户的邀约话术。

第二，电话邀约。电话邀约通常是邀约客户的第一步，在邀约时，要针对客户制订出具有诱惑力的话术，而且表达要清楚、态度要热情。例如，对于一位高血压患者，可以这样说：

话术1："张先生您好，上次我们在电话中沟通过，这次给您打电话是告诉您我们店明天有活动，邀请您来体验一下。另外我这里有一盒治疗高血压的产品，免费送给您用一下……"

话术2："张先生您好，明天我们店有一个联谊会，因为别人的推荐，公司将您列为贵宾客户，所以特地邀请您来参加。此外，我们还为您准备了一件神秘礼物……"

第三，请柬邀约。电话邀约，对方同意参加之后再进行请柬邀约，体现出对客户的尊重以及邀约的正式性。当然，也可以直接进行请柬邀约，然后通过电话确定。请柬递送方式可以是邮寄，也可以派专人递送。请柬一定要详细说明邀请客户的理由、时间、地点、参加的好处等。比如除时间、地点之外，我们可以这样写：

"尊敬的张先生您好，近期我们将举办一场健康讲座，邀请了诸多专家参加，如……。由于您是我们公司的尊贵客户，所以特别邀请您前来参加。另外，我们还有健康礼品送给您，请您本人前来签收。"

第四，当天确认。这一点非常重要，在活动的当天，一定要提前与客户电话沟通，确认对方是否能到，明确活动的时间和地点，乘坐公共交通工具的线路，以及现场是否方便停车等。

需要注意的是，如果有条件，请柬最好能够由专人送达，说明会场的情况：客户如果带小孩会影响活动中与他人的交流，邀约时不做产品推销，强调交流性。

健康产业电话销售策略

电话销售对于很多公司来说是一种最简洁、高效、直接、低成本的销售方式。试想一下，如果一个人每天登门拜访客户，最多也就能拜访 10 个左右的客户，而通过电话，仅半个小时就可能完成 10 个客户的拜访沟通。

然而，当你给对方打电话时，是否经常听到客户这样说：

"不好意思，我现在很忙，有时间再说吧。"

"我们暂时没有这个需求。"

"你们什么牌子，没听过啊？"

"听用过的人说，你们这效果不怎么样啊。"

"你说得很对，但我没有时间。"

"我考虑考虑再说吧。"

"价格太贵了！"

"保健品？不相信这东西。"

……

事实上，电话销售遭遇拒绝是一件很正常的事情，只要我们把握一些电销技巧，成功率就会逐渐提高。

第一，巧妙设计开场白。如果你说："张先生您好，我是某某健康连锁店的李某,我们公司的产品……"这样一气呵成讲完这些问题,显然是没有技术含量的,并且对方也会觉得很突兀,但是运用一些技巧就会好很多。例如,"张先生您好,我是某某健康连锁店的李某,能占用您一分钟时间吗?"如果对方说可以,你便可以介绍两个问题;如果对方说"我很忙,没时间",那么你可以说:"那我半个小时之后再打给您吧,谢谢您。"然后你主动挂断电话。当你第二次打给对方的时候,对方必然不好意思直接拒绝。类似于这样的开场白技巧有很多,我们可以在实践中不断总结归纳。

第二,别想一次就成功。很多人在电话销售的时候,总是想着通过一个电话就能够成功说服客户购买产品。当然,对于电销人员来说,这是最好的结果,可是,有几个人是一个电话就能够成交的呢?由于我们急功近利,总想着一次就说服客户,急于求成,语气往往会让客户感到不耐烦,从而影响沟通效果。所以,在打电话给客户的时候,不要想着一次就说服客户,要在与客户聊天的过程中,缓慢递进。

第三,顺势解决客户拒绝。有些人在听到客户拒绝之后,马上会有放弃的想法,甚至直接和客户再见,这是不对的。客户拒绝很正常,我们要做的是在客户拒绝之后顺势延长沟通时间,或者约定下次沟通的时间。

前面我列举了很多客户拒绝的说辞,比如客户说:"不好意思,我现在很忙。"这时就不要继续说服客户,快速与客户约定下次沟通的时间。你可以说:"不好意思,您先忙,那我下午三点钟再联系您可以吗?"

比如客户说:"我现在没有这个需求。"你可以说:"关于健康每个人都是有需求的,您给我1分钟时间,我详细给您介绍完之后您再考虑考虑，您看行吗？"

　　比如对方说："听别人用过，听说效果不怎么样！"你可以说："我不知道您是听谁说的，用的是不是正品，但我敢保证，我们的产品货真价实，手续齐全，符合规定，在市场上很受欢迎。"

　　……

　　总之，目的就是在客户提出异议或者拒绝之后，不要立即反驳对方，要顺势交流，延长沟通时间，解决客户异议。

　　第四，总结话术，完善应对方案。做电销时间长了，你会发现，大多数客户提出的问题或者产生的异议都是一样的。那么，在工作实践中我们要不断完善自己的话术，总结出最有效的话术，这样有利于提高我们的工作效率。在打电话之前，可以先设想对方会问哪些问题，然后找到一个最合适的答案，制成一个表格。在电销的过程中如果遇到新问题或者你的回答客户不满意，则对此表格继续修改完善，以达到句句完美的效果。这是一个长期打磨、不断修改的过程，有的人一个月修改了 20 次电销台词，这些都是很正常的事情。需要注意的是，在与客户对话中，不要照本宣科，好像是在读课文。尽管应对话术已经很熟悉，也要带着感情与客户交流。

潜在客户开发要点

记得 2015 年 9 月在上海开课时，有一位保健产品连锁店店长向我提问："彭老师，之前您讲的关于邀约客户进店的技巧和方法，当时我觉得非常有道理，但回去之后我按照您的方法邀约客户，效果不是很好呀，这是为什么？"

说实话，开课这么多年，我还是第一次听到有学生按照我的方法去做而没有效果的事情。我对此非常感兴趣，详细询问了具体情况。原来，他听完我的课程之后，用"复制粘贴"的方式进行了操作。例如，我在课程中说用 A 方法效果如何，用 B 方法效果如何，结果他在邀约客户时几乎一个字不变地讲给客户听，结果效果不是很好。

这就涉及了客户开发的第一个关键，信息清楚是客户开发的前提，主要包含两个方面：客户信息清楚和自身信息清楚。

我们要搞清楚，客户的需求是什么，他是否有能力为自己的需求埋单，他是什么类型的人。人分很多种类型，不同的类型我们要采用不同的方法开发沟通。如有的客户是利益型的，非常注重自己的利益，喜欢占便宜，哪怕是很小的便宜，吃一点亏就会心里不舒服，对待这类客户要利益诱惑先行；有些客户是快乐型的，天生的乐观派，只要自己高兴，什么事情都好说，对待这类客户要把赞美放在首位；有些客户则是怀疑型的，生性谨慎，不会轻易为利益所动，对待这类客户要客观沟通，用你积极的态度去感染对方。

第二个关键是数据分析。每次有企业邀请我去他们的连锁店讲课指导，我都会要求把客户开发管理表拿出来看，如果没有客户开发管理表，那么，你的客户开发工作就不到位。

客户开发管理表要详细记录客户开发的进度，客户成熟度等，下面提供一些客户开发管理表格，供大家参考。

1. 客户开发计划表

年度_____　　　　　　　　　　　　　　　　　　　　月份_____

序号	客户姓名	年龄	职业	性别	客户特点	预定时间	电话	进度说明	客户级别

2. 客户开发报告表

年度_____　　　　　　　　　　　　　　　　　　　　月份_____

序号	客户姓名	开发经过	开发结果	下次预约时间	客户级别	备注说明

3. 客户开发统计表

统计时间_____   统计人_____

序号	客户姓名	电话	开发人	过程说明	结果	客户级别

需要注意的是，以上客户开发管理表格，仅供大家参考，千万不可照搬使用，因为每一个行业所对应的客户不同，客户的需求不同，属性也不同，我们须根据自己产品及客户的特点，制订出适合自己的客户管理表，如果有必要，还可以进行更加详细的分类。

建立了客户开发管理表，如果没有进行数据分析，那它仅仅是一个表面工作，自然也做不好客户开发工作。当然，客户开发管理表只是一个数据，我们还要对客户进店量、成交量、售后问题量等数据进行分析。要知道，数据是最能说明问题的，利用一些数据可很好地帮助我们做好客户开发工作。

第三个关键是细节。俗话说"细节决定成败"，很多人都明白这个道理，可在执行的时候往往会忽视细节。例如，客户满怀激情地进店，有非常强烈的购买欲望，可在销售人员接待的时候不到位、不热情或者没有照顾到客户的情绪，客户可能很快就会离店，去别的店面购买；有时候我们打电话给客户，本来事先准备工作做得很充足，可能由于称呼有误，也会导致客户流失。所以，在开发客户时，细节一定要注意。

以上是潜在客户开发的三个关键，也是我们最容易忽视的地方。在理解客户开发技巧的同时，把握这三个方面，客户开发工作才能做得更好。

客户关系维护原则

人与人要想长久地相处并且保持良好的关系，就要遵循一定的原则。如果违背这个原则，关系就会出问题，心与心就会产生距离。这个原则适合任何人之间，包括最亲密的朋友。例如，你最好的朋友向你借了一万元，说好三天之后还，可半年之后仍没有还你，在内心深处，你是否会对朋友产生想法呢？又比如，你和一个普通朋友平时关系一直很好，互相尊重，可是有一天朋友聚会，这位朋友酒喝多了，在公众场合和你大开玩笑，让你感到很尴尬，你明知道这是酒精的作用，可事后你不会对这位朋友产生想法吗？

不管以上哪种情况，都会影响你和朋友之间的关系。朋友之间如此，客户之间也是如此，尤其是在客户开发阶段，如果不能坚守一定的相处原则，到嘴边的鸭子可能就会飞掉。

可以看出，影响人与人之间关系的主要因素就是心理，所以，把握好客户关系的主要原则就是心理原则，主要有以下几个方面：

第一，平衡原则。每个人都有一个心理平衡基准，而且由于个人欲望、能力、地位、学识、经历、威望等元素的不同，每个人心中的这个基准是完全不同的。例如，有学识的人，他的心理平衡原则就是被尊重；成功人士的心理平衡原则就是被认可，等等。换个角度来讲，每个客户心中都有一杆秤，他们用这杆秤给自己定了心理平衡基准，符合这个基准，他们就会和你保持良好的关系，否则就会对你产生想法，疏远你乃至远离你。

第二，包容原则。早上出门上班，看到车被堵了，心里各种不满："谁这么不长眼，车停在马路中间！"上班路上，前面的车子突然来个急刹车，差点撞车，心中又是一通不满。似乎，每个人每天都会有看不惯别人的时候，其实这是人的通病。在面对客户时，有你不喜欢的客户，当然也有客户不喜欢你，这是客观存在的事实，无法逃避。既然这样，我们就要顺应这一原则，包容你看不惯的客户，用平和的心态与其沟通。

第三，置换原则。在与客户沟通的过程中，有时候我们会想不通客户为什么要这么说这么做，那么最好的方法就是换位思考，站在客户的角度来分析一些事情，你会马上解开心中的不解。当然，这样做的目的就是为了保持与客户之间的关系，避免彼此之间产生隔阂。

第四，心理交换原则。例如，在与客户沟通中，客户给你讲了一些心事，那么你也要讲一些自己的事情来交换，这样彼此之间的关系才会稳固。比如客户对你说："最近特别烦，和老婆吵架一个月了还没和好！"这时除了劝解之外，你也可以向对方说一些你的心事，比如说："这个我特别理解，前几年我和老婆闹矛盾，也是好长时间没和好，要不是您今天给我说这话，我都不好意思提。"这便是心与心的交换。需要注意的是，运用这一原则时，不要和对方形成对比的状态，对方讲如何不顺，你说比对方更如何不顺；对方讲一些高兴的事，你说自己比对方更高兴的事，这样不但保持不了客户关系，而且还会起到破坏作用。

　　第五，距离原则。人与人之间要保持一定的距离，太远容易疏远彼此，太近又容易伤害对方。所以在与客户沟通的过程中，要注意保持距离，亲切但不亲密，避免走得太近而出现各种负面问题。

　　以上五个原则是与客户相处的基本原则，在实际运用中要灵活掌握，不可死搬硬套。在面对不同的客户时，要学会总结不同的相处之道。

第 六 章

健康产业连锁店体验营销

体验营销，让客户自己做主

大多去五星级酒店住宿的人，不是为了住宿而住宿，而是为了体验其中的奢华。一袋速溶咖啡不过1元钱而已，而要想舒适的环境，就要去咖啡店，一杯十几元；要想更好的服务及享受，可以去星巴克等专业的咖啡店，一杯几十元。几乎同样的东西，价格却相差很大，可为什么会有那么多人去星巴克这样的高档咖啡店消费呢？原因就是感受体验，因为在星巴克里，能够感受到快乐、舒服、安逸。

这便是体验营销的最高境界。我们不去催促客户购买，说服客户认可你的产品，只需要客户在体验中自己说服自己，自己主动掏钱去消费。

我认为，一个完美的营销方式应该是在自然的状态下发生的，一些优秀的产品或者服务被消费者认可及接受应该是水到渠成的事情。我非常欣赏彼得·德鲁克在《管理的实践》中说过的一句话："营销的目标是使企业没必要进行销售。"把这句话放在体验营销中我觉得更为合适。然而，有些连锁店在进行体验营销的过程中背离了这个宗旨，销售人员一味地催促客户认可产品，成交购买，把体验营销变成了强行推销，强买强卖，忽略了体验的重要性，让客户很是反感。所以体验营销不应该是催促客户成交，而是要让客户体验之后，通过感受自己做主是否购买。这才是体验营销的核心。

再来说说星巴克，与其说星巴克卖的是咖啡，不如说星巴克卖的是服务。星巴克咖啡店努力打造了一个家庭、工作之外舒适的社交场所，在这里，既可以会友，也可以一个人放松心情。在繁忙的工作之余，我想这是大多数人都愿意体验的氛围。所以说，在星巴克，咖啡只是一种载体，而体验才是主业，是最吸引客户的地方。类似的连锁店还有很多，如宜家、哈根达斯、IBM、苹果、雀巢等，他们都是成功运营体验营销的企业。

我觉得健康产业连锁店也可以借鉴他们成功的经验，不要总是一把客户邀约进店，就拼尽全力说服客户购买产品，费尽心思地向客户讲述产品的优势、适合客户的理由等；应该让客户在愉快的体验中，不知不觉地主动掏钱购买产品。所以，我们在做体验营销的过程中要注意这样几点：

第一，禁止喋喋不休。一方面，体验是一种感受，是一种思考、分析及判断，如果你总是在身边喋喋不休说个不停，客户还怎么深入感受产品的优势和特点呢？显然，这必然会影响体验的效果。另一方面，客户在体验产品的时候，如果有店员在旁边喋喋不休说个不停，一定会让其产生反感情绪，影响客户的购买欲望。

第二，体验后要跟进。客户在体验产品之后，要及时了解客户的真实感受，收集客户的意见或者建议，分析客户的需求，然后改进优化，对体验不满意的客户发出再次邀请，直至客户满意，达到优质体验的目的。

体验营销成功的关键

所谓体验营销，首先要明白让客户体验什么，如何体验，否则，体验就会变得混乱，像赶集一样没有章法。有一次，我去一家连锁店参加体验活动，店里场面很热闹，体验的客户也很多，但没有服务人员介绍和引导，只有零散的导购员与几个客户沟通着，更多的人在四处闲逛，没有目的地摸摸这、试试那。不知道的人以为是在做促销活动，而非产品体验活动。

这个连锁店体验营销最大的问题就是体验内容不清楚，所以客户来了之后，不知道要体验什么，如何体验，没有专业的服务人员引导和介绍，这就失去了体验营销的目的。如果我们换一种方式，突出体验内容，可能效果就会好很多。比如搭建一个舞台，不用太大，有主持人在上面介绍即可，告诉客户体验区在哪里，可以体验什么产品，产品有哪些优势，体验之后客户须填一张体验表格，在哪里可以找到服务人员等。

体验营销应该还包括展示内容。有些产品可能无法体验，如一些保健品，即使当场体验也不能立即看到效果。因此，这类产品要设立专门的展示区，将一些要素、特点通过不同的方式展示出来。如保健品，可采用图文说明的方式将其成分、特效、功能、作用、专利、所获奖项、批号等进行展示，还可以邀请一些使用过该产品的老客户进行现场说法。

那么，健康产业连锁店体验营销成功的关键是什么呢？

第一，体验形式。体验形式可分为全身心体验和接触性体验。所谓全身心体验，是指客户可以全心投入感受的一种体验。例如，让客户全心地去体验一些保健器材，不用服务人员在旁边打扰，客户自然会从中获得体验快感。所谓接触性体验，是指在服务人员的引导下，让客户与产品进行接触，通过感觉和想象获得体验感受。比如让客户体验美容保健产品，有服务人员介绍产品的功能和特性，进而引导客户体验，会加深客户的感受。

第二，体验内容。体验内容可分为硬体验和软体验。大家有没有玩过游戏 CS？在电脑上玩就是软体验，在 CS 游戏基地真人实战就是硬体验。健康产业连锁店体验营销也可以这样区分和执行，视频讲解、老客户分享、图文说明即软体验，亲身感受即硬体验。

第三，体验环节。如果给你一个产品让你体验，通常你会怎么做？首先，你看到这个产品后会有一个感觉，你可能会说"哇！真漂亮""哎！真普通""呀！看着挺有个性啊"等，这便是"望"。其次，你可能会问服务人员，如这件产品的性能如何呀，什么材料做的呀，等等，这便是"问"。最后，你便会亲自感受，根据前面的"望"和"问"，再加上当前的体验，你便会对产品有一个深入的了解。

这是体验产品的一个正确流程，既望——问——切。按照这个流程去体验产品，可达到最好的体验效果，因为有一种概念叫"先入为主"。通过"问"，我们可以将客户引向积极面，在积极好奇的心理作用下去体验产品，大多会获得积极的效果。但是，很多客户不会按照这个流程做，通常都是望——切——问，为此，服务人员要做好体验环节的引导工作。

11 体验店服务流程

一个完整的体验店服务流程应该包含以下内容：

接待——关怀——问题咨询——建立客户档案——健康诊断——保健建议——体验中的服务——感受确认——再次邀约——送客服务——电话跟进——促单——落单。

下面我们来一一进行阐述：

（1）接待。接待是服务的第一步。客户进店的第一感受，就决定了他是否会留下来，在店里停留多久，之后会不会带朋友过来。所以，不管是店员还是店长，当客户一只脚踏进店面之后，都要热情地上前接待，面带微笑，运用礼貌的语言，让客户感受到热情和温暖。

（2）关怀。即关怀服务，例如，新客户来了之后倒上一杯热水或者送上水果，让客户感到亲切，有一种宾至如归的感觉。

（3）问题咨询。通过与客户的沟通，了解客户当前面临的问题，希望解决哪些问题，如治疗高血压、减轻腰腿疼痛等。确定客户的需求点，才能更好地解决客户问题。

（4）建立客户档案。对于新客户，完成以上3个步骤后，要建立完善的客户档案，如电话、身体状况、地址、职业等。

（5）健康诊断。任何一个优秀的体验店都要配备一名健康医生。在客户做体验之前，要由健康医生为客户做一个基本的诊断，如测量血压、血糖等。这时店员要在旁边做好详细的数据记录，以此来体现我们的专业程度，同时为下次服务做更好的准备。

（6）保健建议。通过以上了解，综合分析，由保健医生结合客户的状况给出健康建议，如该吃什么，不该吃什么，什么东西应该多吃，什么东西应该少吃，要用哪些产品等，为客户量身定制出一套合理的保健方案。

（7）体验服务。客户在第一次体验产品时，因为对某些器材或者产品不是很熟悉，所以需要店长或者店员热情陪同。客户每做一个项目，服务人员都要详细地给客户进行介绍及指导，详细介绍产品的功效以及使用方法。同时，在介绍中要给客户一些日常生活保健的小技巧、知识，以此来提高客户对店员的信任度。

（8）感受确认。客户在体验完产品之后，要进行效果确认，即询问客户体验的感受，分析体验后感受不同的原因，引导客户认识体验后的优势，以此获得客户的认可。在这个环节我们可运用一些赞美的语言，但切记不要浮夸。

（9）再次邀约。可以是成交邀约，也可以是下次体验的邀约。当提出成交邀约后，如果客户认可我们的产品，那么客户就会听从健康医生的建议，按照健康方案购买产品。如果客户要考虑考虑，我们就要提出下次体验邀约，并希望其带身边的朋友一起来体验。

（10）送客服务。不管客户是否购买产品，送客户离开要和迎接客户进门时一样热情，甚至要比接待客户时更加热情。遵守"迎三送七"原则，不要送到门口就完事，要将客户送到店外，这是对客户的尊重。更重要的是客户也会感到满足，觉得自己被人重视。这样，客户才会下次继续来体验，甚至带着朋友一起体验。

（11）电话跟进。不管客户是否购买了产品，都要电话跟进服务。对于已成交的客户要询问客户的身体健康状况、产品使用效果等；对于未成交的客户除了关心身体健康状况外，要再次邀约客户进店体验。

（12）促单。通过以上标准服务，一般客户在完成两三次体验之后，就会对产品及服务人员产生信任，这个时候店长或者店员要及时发出邀约成交，促使交易完成。

（13）落单。最后便是签单、缴费，如果店内有积分活动要及时给客户积分，告知客户各个积分阶段可获得的权益，介绍客户可获得多少积分等，并认真热情地嘱咐客户产品使用时的注意事项等。

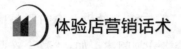 **体验店营销话术**

话术 1：当客户体验完产品，一声不吭地准备离店时，有些店员会这样错误地回应："先生您好，您要不要体验一下其他产品呢？""您慢走"，或者目送客户离去。

正确的回应应该是："先生，请留步，请问您刚才体验的感觉如何？是我们的产品不适合您，还是我的服务没有做到位？您都可以告诉我，我会立即改进的。真的，我是真心想为您服务……"当然，我们还可以根据当时的情况改进，总之目的是留住客户。

话术 2：当客户体验完产品、听我们介绍完产品或者在我们催单的时候说要考虑考虑时，原因有两个：一是客户找借口离开，二是客户想和其他产品做对比。这时店员可以说："可以告诉我您主要考虑哪方面吗？""我留一下您的联系方式吧！""您有哪些地方不满意呢？"切记，一定要留下客户的联系方式，便于下次回访。

话术 3：客户对产品较满意，可陪伴者不满意或者建议去别的地方看看。通常销售员会说："没有呀，我觉得挺适合您的""这对您目前的身体状况非常有效，怎么会不合适呢？""我觉得身体是您自己的，还是要您自己做主"。类似于这样的话术都是错误的，没有任何说服力。

正确的回应应该是对客户的朋友说："张先生有您这样的朋友真好，您觉得什么样的产品更有利于张先生呢？"或者对客户说："您能够有这样的朋友真好，处处为您着想，您朋友刚才说的这些问题……"总之，目的是解决客户朋友的异议。

话术4：当顾客觉得价格太贵，提出异议时，店员可以这样说："我理解您的看法，一件产品是否贵要从三个方面考虑：一是它的品质，二是它的售后，三是效果……"然后逐一分析，说明产品的价值符合它的价格。也可以将产品的价格分割阐述，如："这个产品的价格是5000元，但是可以有效预防身体疾病的发生。试想一下，得一次病去医院至少要花费千八百元，尤其是老年人，去几次医院就得花好几千元，而且还要忍受病痛折磨，再次损害健康……"此外，当客户对产品满意但杀价时，或者拿其他产品的价格做对比表达太贵的意图时，也可以用这种话术。

话术5：当客户对产品的功效提出异议时，除了用巧妙的话术说明外，最好的方法是拿出一些看得见的证据，如测试报告、老客户治疗效果、获得的相关奖项等，这些东西有时胜过千言万语。

话术6：问答自我说服法。例如，店员："您现在一个月赚多少钱？"客户："8000。"店员："您现在只需要花费不到一个月的工资，就能维护您身体的健康，避免一些疾病，不拖累儿女，快乐地生活，您愿意吗？"对于这样的疑问，我想没有一个客户会说不愿意。类似的话术还有很多，可根据客户的具体问题具体设计。

在体验中感动客户

有一位来体验店体验产品的老先生，在体验中对工作人员说他要五点半接孙子放学，希望工作人员能够提前半小时提醒他。工作人员热情地答应了，在五点的时候友好地提醒了老先生。就这样，这位老先生连续三天中午两点左右进店体验产品，工作人员在五点的时候都会准时提醒。第四天的时候，和往日一样，通过工作人员的提醒，老先生走出店面，准备骑着自己的三轮车去接孙子，可发现车胎没气了。这让老先生很着急，因为如果无法按时到学校门口等孙子，孩子见不到他可能会乱跑，容易走丢。

正好店长出门办事，了解到这一情况，热情地对老先生说："这样，您把车子先放到我们店门口，我开车送您去接孙子，回来之后再去补胎。"就这样，店长带着老先生安全地接回了孙子，而且店长还专门安排店员去给老先生的电动三轮车补胎。

事后，老先生甚为感动，走的时候说了很多感谢的话。第二天，老先生与往日一样，中午两点来到这个店，不同的是他并没有体验产品，而是拿钱直接买了一台。

这便是体验的核心之一，感动客户。在体验营销中，只要能够感动客户，在一定程度上就能够弥补某些产品的不足，提升客户的购买力。

有人说未来经济是一种体验经济，未来的生产者是制造体验的人，而我要说，未来营销是一种体验营销，未来的优秀营销人员将是制造体验的人，体验应该是未来营销的主体。健康产业体验店作为一种服务平台，它以商品为道具，以消费者为中心，以体验为参与方式，所以应该极力创造出值得客户回忆的一些活动。那么，如何才能给客户留下深刻的回忆呢？在同类商品非常丰富，竞品满天飞，功能相差无几的今天，我们势必要做好体验这一环节，才能体现出产品的与众不同，感动客户。

同样一种健康产品，在农业经济中它可能只能卖5元，在工业经济时却能卖到10元，在服务经济中能卖到20元，而在体验经济中却能卖到30元。我相信对市场经济、消费状况比较了解的人，都会有这样的感觉，原因是什么呢？就是因为在体验经济中，消费者更容易获得享受，更容易发现自身的需求，更愿意付出自己的情感，所以，他们也愿意付出更高的价格。

随着社会的发展和人们需求层次的提高，人们的消费观念也在悄然发生变化，很多人不再注重产品本身给自己的物质享受，更加在乎产品给自己的精神享受。通俗地讲，就是客户在购买产品的过程中把产品的功能放在了次要地位，而把品牌、服务、自身感觉放在了首要地位。

对于大多数保健产品来说，功效、价格基本相似的同类产品，为什么在有些体验店卖得很好，很受客户喜欢，而在有些体验店根本卖不动，无人问津呢？这就回到了开头我提出的观点，体验质量不同，在体验中感动客户的程度有多少。对客户感动程度越深，体验效果越好，越容易满足客户情感的需求，客户也更愿意埋单。

第 七 章

健康产业连锁店现场销售

客户进店， 礼貌迎接

很多人认为，客户进店之后应该受到热情接待，疑惑我的标题为什么却是"礼貌迎接"呢？

先和大家分享两个我在生活中遇到的一些故事。有一次，我去杭州讲课，闲暇之余就和助手去大街小巷闲逛，看见一家卖健康产品的体验店，出于职业习惯，我就和助手走进了这家店。

当我一只脚踏进店门之后，就受到了工作人员非常热情的迎接，这种热情超乎了我的想象。工作人员微笑着快速走上前说："大哥您好，欢迎您来到我们店，一看您就是非常注重健康的人，您看我们店里的产品都是最优质的保健产品，您身体有哪方面不舒服吗？有哪方面的需求我们都……"

进店之后我还没有说话，确切地说，应该是我没有机会说话，服务人员就说了一大堆。当时我和助理都不知所措。紧接着，服务人员给我们端上来了两杯咖啡，还端上了甜点，同时向我问长问短，我和助理根本没有"招架"的余地。好不容易趁服务人员说话的空隙，我们找了一个借口，逃也似的离开了这家店。回酒店的路上，我对助理说："这样的店真可怕！"

还有一次，在武汉休整期间，我陪着老婆去逛街。走在步行街上，老婆突然眼前一亮，隔着玻璃橱窗看见一件非常喜欢的衣服，于是我们走了进去。我们走进店后，发现店里有两个店员，都在低头玩手机，没人接待我们。老婆走到玻璃橱窗里的那件衣服跟前，仔细看了约有一分钟后，一名服务人员才拿着手机边看边走到我们面前说："随便看，买的话叫我！"当时我就产生了一种被歧视的感觉，随即拉着老婆走了出来。

通过这两个故事，我想要告诉大家，当客户进店之后，热情及冷漠的接待都是错误的，只有礼貌接待才是正确的方法。很多人对这健康产业本来就有或多或少的成见，太过热情会让人产生误解，太冷漠又会让客户觉得不被尊重。唯有礼貌，才不会让客户产生消极的情绪。对此，我总结了以下几点：

错误接待：

（1）非常热情地迎上前去，向客户问长问短。

（2）马上推荐产品，并采用高压方式推销。

（3）冷漠迎接，对客户不管不问，任由客户随便看。

正确接待：

（1）触及顾客目光的第一瞬间点头、微笑。

（2）主动以欢快的脚步迎上两步，体现我们的积极性。

（3）主动而高声地问候。

（4）正确的问候语及称谓。

用对称呼，事半功倍

在日常生活中，我们听得最多的称呼莫过于"帅哥""美女"，似乎"帅哥"和"美女"是当今主流的称呼。走进店面，男的不管多大，是否帅，店员都会称呼你为"帅哥"；女的则不管你长得美还是不美，同样也会称呼为"美女"。仔细分析，虽然有一些不符合逻辑，但叫了这么长时间似乎也没有人反对，人们似乎也接受了。

然而，在健康产业连锁店中，我认为这样的称呼还是少用，或者说干脆不要用这两个称呼代替其他所有的称呼。一方面，健康是一个非常严肃的话题，不可儿戏，用这两个词称呼客户，显得有些轻浮；另一方面，健康产业连锁店中的客户大多是一些中老年人，当然，年轻人也有，但所占比例极小。对于中老年人，我们当然不能用"帅哥""美女"来称呼，这样不但表现不出对客户的尊敬，而且很容易让客户反感。

小张是一家公司的采购，女性，18岁，貌美如花。李杰是一名销售员，80后，年龄30有余。这天，李杰得知小张所在的公司有采购计划，于是打电话过去询问情况。电话接通后，李杰非常有礼貌地说："张小姐，您好……"

"你叫谁小姐呢！你们全家都是小姐……"还没等李杰把话说

完，对方就开始咆哮了。

是李杰称呼错了吗？不是，按照当下社会的习惯，对年轻的女性都可以称呼为小姐，这也是一种尊称。很显然，是"小姐"这个称呼被当下人玩坏了，小张理解错了。在不完全了解小张心理状态及思想的情况下，我们不妨称呼其职位，如果小张是采购经理，那么称呼其"张经理"是永远也不会出错的。

显然，如何称呼客户，直接影响着客户的心理、情绪以及对店员、产品的好感，那么，作为健康产业连锁店，我们该如何称呼客户呢？

首先，由于健康产业连锁店的客户大多是一些中老年人，所以，我们应该用尊称。对于男士，我们可以称其"大哥""大叔""大伯""大爷"等，当然，根据客户的特性也可以称呼其为"先生"；对于女士我们可以称其为"大姐""婶子""伯母""奶奶"等。

具体该用什么样的称呼，要从对方的衣着、形态、年龄而定。例如，一位男士走进店，西装革履，很是精神，但头发有些许的白，年龄估摸在 45 左右，这时的称呼遵守"用小不用大"原则，如可称其为先生、大哥，切不可称其为大爷。即使我们把对方的年龄估算错了，客户已经有 60 多岁，称其大哥或者先生也是合适的。因为从衣着来看客户有一颗年轻的心，即使称呼有些"小"，客户也不会介意，反而会高兴。对于女士来说，称呼时同样遵循这个原则。

其次，老客户称呼带上姓。如张哥、张大爷、张叔叔等。带姓称呼的目的是让对方明白我们叫的就是他，让对方知道我们记住了他的名字，体现对客户的尊重，让客户觉得自己很重要。在销售界有一种叫"记名推销法则"，采用的就是这个原理。

换位思考，打动客户

要想在现场销售中让客户购买产品，就先需要打动客户，而打动客户的最好方法莫过于与客户进行换位思考，即站在客户的角度考虑问题，从而有针对性地与客户沟通。

有一家销售健康产品的连锁店，由于业绩突出，店长被升任到总公司任职销售总监。总公司领导让店长报到之前，必须找一位适合的接班人，而且明确提出宁缺毋滥，否则不予升职。

店长思考了一晚上，第二天，他将店里业绩最好的三个店员叫到了自己办公室，打算从中挑选一位来接替他的位置。店长只提出了一个问题："如果有一位客户在店里不小心摔倒了，你会怎么办？"让三个人作答。

第一个人毫不犹豫地说："当然是马上扶客人起来，去医院检查。"

第二个人想了想说："扶客人起来，告诉他要小心。"

第三个人说："边扶客人起来边告诉客户，我们的地太滑，自己早上也摔了一跤，并道歉！"

店长对第三个人笑了笑，于是将第三个人升为自己的接班人。

对于店长的问题，这三个人的做法都差不多，为什么店长会选择第三个人呢？原因就在于第三个人懂得换位思考。试想一下，当你在大庭广众之下摔倒之后，首先会迎来众人的观望，所以你第一反应就是感到不好意思，接着就是愤怒。如果有人告诉你他刚刚也在这里摔了一跤，是地滑的原因，而不是你不小心，那么，你的心里就会舒服很多。所以，第三个人的回答要比第一、第二个人的回答效果更好，更容易化解客户的尴尬。

真正的换位思考，应该是以客户期望的方式来对待客户，而不是猜测，更不是公式化的套路。"客户就是上帝"这句话已经说了很多年，可真正把这句话落在实处的并没有几个人。尽管有些人一直把客户当作上帝来看待，但是在执行中，往往错误意会客户的心理，或者按照自己心理既有的模式对待客户，总起不到较好的效果。比如有的客户不差钱，看重产品质量，而销售员总是不说产品，一直拿如何省钱与客户沟通。在这种情况下，即使我们心中拿客户当上帝，而客户却体会不到上帝的感觉，成交依然会很困难。

主动积极为客户着想，抱着"以诚相待，以心换心"的原则，这是一个优秀店员应该具有的基本原则。当遇到问题时，当客户提出异议时，当与客户沟通中出现尴尬局面时，当出现一些突发状况时……我们不妨换位思考一下，也许，问题很快就会解决，客户也很容易会被打动。

心理分析，深懂客户

对客户进行心理分析，是销售中的重要一课。俗话说"知己知彼，百战百胜"，对客户进行心理分析就是为了更了解客户，更好地与客户沟通。

客户购买保健品或者医疗器械来源于以下几个方面的心理因素：

第一，健康需求。有需求才会购买，这是最基本的市场消费规律。例如，我身边有一些朋友，他们非常看重自身健康，经常向我打听一些保健的方法及药品。但事实上，很多人没有意识到健康的重要性或者不知道使用一些保健品就能维护身体健康，所以，这需要销售人员进行正确的引导。

第二，经济实力。经济实力强的客户购买欲望较为强烈，但凡有需求，他都会购买，这是很多高端客户购买的主要心理因素。

第三，产品质量。产品质量过硬，是影响客户购买保健产品的重要心理因素之一。如果你的产品降压效果非常明显，那么即使客户经济能力一般，他也会去购买。

第四，产品价格。在今天，价格依然是影响保健品销售的重要因素之一，尤其是对于从艰苦生活中走过来的中老年人更是如此。他们一生省吃俭用，所以对一些价格较高的产品，心理依然无法接受。

下面我们要对客户进行有针对性的消费心理分析。根据多年的经验，我做了以下总结：

第一，健康方面心理特征。有一类客户，他们希望留住青春，享受更多的美好时光，所以他们希望通过某些措施延缓衰老，这是很多女性客户的心理。对于这类客户，销售员要从产品能够让人焕发青春这个角度来与客户进行沟通。有一类客户，随着年龄的增长，很多慢性病附着在身上，恨不得吃一些灵丹妙药一次性解除病痛，免得拖累子女。这类客户不求重现年轻，只求没有病痛。对于这类客户，销售员要从保健的角度进行引导。有一类客户，他希望自己长寿，恐惧死亡。对于这类客户，销售人员则要从享受美好生活的角度进行沟通。

第二，自尊方面心理特征。客户自尊方面心理特征通常分这样几类：

（1）独立性较强的客户。这类客户不喜欢他人干扰自己的思想，所以，销售人员要顺着客户的心理沟通。

（2）被尊重的心理需求。还记不记得公交车上，由于一位年轻姑娘没有给一位老年人让座，而遭受老年人暴打的新闻。原因就是老年人被人尊重的心理需求过大。对于这类客户，与客户沟通中销售人员要把尊重放在首位，通常会取得较好的效果。

（3）希望被子女孝敬。有这种强烈心理需求的客户，销售人员要多与客户聊天，拉拉家常，上门拜访时可带一些温馨的礼物。

（4）希望被他人关心。有这种心理需求的客户通常都比较寂寞，生怕别人忘了自己，所以，销售人员要多与其联系，让客户明白，你一直在关心他。

（5）希望别人说自己年轻。对于这类客户可以适当地夸赞，对男性可以说精力旺盛，老当益壮；对女性可以说其实际年龄根本没有那么大，如何年轻等。

（6）喜爱表现自己的客户。对于这类客户要多给其表现的机会，如在产品体验中邀请其做示范，在座谈会中让其讲述体验效果等。

（7）具有争强好胜心理的客户。对这类客户销售人员要抱着请教的态度与其沟通，往往会取得较好的效果。

（8）具有被人恭维情结心理的客户。有一些老年人客户，退休之前是领导，听惯了下属的恭维与夸赞。对于这类客户，销售人员适当使用一些恭维话术。如果你对客户比较了解，可以夸赞其过去的荣誉、贡献等，这样更容易打动客户。

以上为最常见的 8 种客户心理，根据其不同的心理，有针对性地进行沟通，往往会取得意想不到的效果。

产品介绍， 有理有据

有一次，炎黄博爱健康管理邀请我去参加连锁店运营的研讨，我亲身体验了一下他们的现场销售流程。

首先，是体验产品，在体验的过程中，销售人员大概向我介绍了产品的基本功能和能够达到的功效，通过这一环节，我对他们的产品有了一个初步的了解。

其次，销售人员将我带到一个会议室，会议室有一个很大的屏幕，屏幕前面放着他们的产品。工作人员放关于产品介绍、测试的视频给我看，在关键之处，他将视频暂停，然后指着眼前的产品详细介绍。通过这一轮的介绍，我对产品有了更深入的了解。

最后，工作人员拿出了一些关于产品的专利证书、批号等相关文件，还邀请了一些正在使用该产品的客户进行分享。

这三个阶段的介绍，不但使我对产品有深入的了解和充分的信任，更让我佩服炎黄博爱健康管理系统。能够将产品介绍这一环节做得这样严谨，有理有据，是我最为欣赏的。

综观当前的健康产业连锁店企业，大多数店还不能将产品有理有据地介绍给客户，让客户充分产生信任感。记得有一个学员这样向我抱怨，说他对当前健康连锁店的产品很不信任。我问他为什么，他告诉我，店员向他介绍产品时总是含含糊糊，自己听得也是稀里糊涂，根本没有真凭实据，所以他说现在的健康产品大多数都是在忽悠人。

对于客户这样的感受我深表遗憾。我在健康行业做这么多年，国家对保健品的重视和监管力度的加强，使有些产品真的非常有价值。客户之所以会产生这样的想法，最大的问题在于销售人员不能有理有据地将产品介绍给客户，无法获得客户的信任，导致了客户对保健行业的误解。

其实，在连锁店进行现场销售具有很多优势，如店里有可以体验的产品，会议室有可以展示的影像资料，可以随时拿出一些相关权威文字资料给客户看，还可以通过店长销讲的模式进行会销，等等。我相信，这些充分可用的资源绝对能够让客户完全了解产品，并产生信任感，关键是我们该如何制订产品介绍流程，采用什么样的方式介绍产品。

我觉得炎黄博爱健康管理系统的产品介绍流程及采用的方法就不错，我们可以充分借鉴。此外，对于客户的异议，我们应该采用更有针对性的方式介绍产品。

当我们要介绍某产品的功能时，可以做一些实验，用事实说明你想要告诉客户的内容。

当我们要介绍产品过硬的质量时，其实不需要说太多，直接拿出产品合格证、检验证书等资料给客户看。这些资料要比你说上百句语言更有效。

当我们要介绍产品效果时，可以拿出一些专业媒体的报道来说服客户，还可以通过老客户的分享来证明，甚至我们还可以与客户签订产品效果协议书。

总之，说服客户要有理有据，这样更有效果。

把握时机， 邀请成交

一家健康产业连锁店，不管我们做了多少工作，经历了多少挫折与困难，最终的目的只有一个，那就是与客户成交。这一点对于连锁店一线销售人员来说，更要深入地认识和理解。

在给一些连锁店做培训时，经常会有学生问我，在销售过程中，经常感觉到与客户马上就要成交了，但客户又会临时改变主意，这让他们非常困扰，不知道怎么回事。

关于这个问题，我们可从以下几个方面去分析。

第一，邀请客户成交的最佳时机。

（1）客户心情非常好的时候。愉悦的心情更容易让客户做出购买行为。

（2）客户对产品表示出极大兴趣时，说明客户对产品产生了极大的好感。

（3）完全解决客户异议之后。

（4）向客户介绍完产品的优势后。

（5）客户对产品某些特性表示出赞同后。

（6）客户在仔细研究了产品说明书、合格证、价格等相关元素之后。

以上六点是邀约客户的最佳时机，往往决定销售的成败，颇为重要。但更为关键的是，如何看出最佳时机，以及捕捉最佳时机的一些细节问题。

第二，时机的认识与选择。

准确地抓住成交时机，需要销售人员从客户的语言、行为、表情、反应及事态中去判断。因为在销售过程中，客户一旦产生购买意图，就会从言行举止中表现出来。虽然客户有购买意图并不能说明客户就会购买，但只要销售人员抓住最佳时机，就能敲定订单。很多销售人员之所以运用了很多销售技巧和策略，但发出邀请后依然会失败，主要原因是时机选择得不对。而过分强调选择时机，会给一些销售人员造成心理负担，要么发出邀请太早，要么太晚，最终的结果都是以失败告终。所以，销售人员平时要多观察、多留意客户的反应，在邀请成交失败之后不要气馁，因为这并不等于客户完全放弃购买，应该继续与客户保持沟通，推荐产品，制造成交时机。

一定要记住，成交时机是可以失而复得的，丧失一次并没有什么大不了，也无须给自己压力，继续下去，就有机会。

此外，还有以下几个方面需要完善。

（1）邀请成交的语言和语气。店员和客户应该是平等的，所以，沟通的语言应该是平等或者协商式的，不可用威逼、利诱的语言，如"你今天到底买不买？"等，而改用"您看我们今天是否可以成交呢？"效果会好很多。

（2）使用正确的方法。仅把握了邀请成交的时机，而邀请方法使用不对，依然可能会造成邀请成败。现场销售中，使用最多的方法有请求成交法、选择成交法、假设成交法。比如"您准备买多少呢？""您要 A 还是 B 呢？"等。

第 八 章

健康产业连锁店会议销售

健康产业连锁店会销流程

健康产业中，在店内进行会销是未来的趋势，也更能凸显会销的效果，所以，我一直倡导将健康产业的会销模式搬到连锁店中，与店面销售相结合。和传统会销一样，效果的好坏，关键在于流程设计是否合理。在连锁店中进行会销，流程包含以下几个方面。

一、会前流程

（1）方案策划。系统完善的会销策划方案是会销成功的基本，是会销效果体现的关键要素。主要内容有：会议流程、危机处理、会议管理、会销演讲、主题内容等。

（2）潜在客户信息收集。整理收集一些潜在客户的信息，这些客户可以是在沟通中尚未成交的客户，也可以是一些陌生客户。需要收集的信息包括：客户姓名、年龄、电话、身体状况、经济收入等。

（3）客户信息分析及邀请。对收集到的客户信息进行分析整理，确定适合会销的目标客户，然后邀约。方式可以是电话邀约，也可以上门邀约。需要注意的是邀约客户前，要对客户信息充分掌握，注意邀约语言。

（4）会场布置。会场环境不一定很奢华，但一定要舒适，这样观众才能有放松的心情听你演讲。

（5）工作人员动员。主要由店长执行，对工作人员进行激励，确定这次会销的目标和要达到的效果，进行人员分工等。

（6）会前彩排。也就是会销前的模拟，目的是达到更好的效果，人员包括讲师（店长）、销售人员、工作人员等。在演练中，发现问题及时修改调整。当然，有些连锁店经常举办会销活动，对于流程已经非常熟悉，可根据情况决定是否取消这一环节。

（7）迎客签到。参加会销的客户到达之后进行身份信息核实，与客户尽快熟悉，引导进现场，安排座位等。

二、会中流程

（1）会前告知。如提醒客户去卫生间、关闭手机、禁止录音录像、调试音响设备等工作。

（2）专家推荐。主持人对讲师进行详细介绍，对邀请嘉宾如专业医师、心理咨询师进行介绍。

（3）氛围渲染。对客户进行情绪调动，渲染现场气氛，通常可以采用游戏等方式进行。

（4）讲师开场及主题介入。

（5）产品讲解。这是会销流程的主要部分，旨在通过详细介绍、演示产品，让客户了解产品，如设有专家介绍、老客户分享环节，可在这一步介入。

（6）有奖问答。在会销中，很多讲师都会有这样的感受，如果没有任何辅助手段就向客户提问题，那么很少有客户举手回答。而采用有奖问答的方式进行提问，不仅可以活跃现场气氛，提升问答的趣味性，还可以提高客户回答问题的积极性。

（7）产品体验。这一环节根据情况而定，对于方便体验的产品，可现场让客户亲身体验。反之，可通过产品演示的方式进行。

（8）喜讯发布，也就是产品优惠政策的介绍。需要注意的是，在向客户介绍时，重点一定要放在现场参加会销的人员身上，只针对现场客户，对于其他客户一概无效，以体现现场客户的优越性。

（9）一对一解答。对于一些过于理性的客户，通过以上环节并不能成交，所以，需要工作人员对客户进行一对一的解答沟通。当然，所配备的工作人员一定要具备很好的专业知识和销售技能，最好由店面销售担任。

（10）造势销售。这是会销的高潮环节，音乐和现场气氛要吻合，对于已经购买产品的客户，销售人员要将产品高高举起，并大声说出来，以提升现场效果。

（11）结束送客。虽然会销的重要环节结束了，但这一环节也不可忽视，否则会影响客户的心情。不管是购买产品的客户还是没有购买产品的客户，都要一视同仁，热情送客户出门，邀请再次光临门店或者叮嘱产品使用注意事项等。

（12）会销总结。每一次会销结束，由店长主持，都要进行一次总结讨论，如参会人数、购买人数、销售数量等，保持优势，修改不足。

三、会后流程

（1）首次回访。根据产品的特性，会后1~2天内，对所有参加会销的客户进行回访。对于购买产品的客户，要询问客户的身体状况、产品使用情况、个人感受等，关怀性地叮嘱其注意事项；对于未购买产品的客户，询问其身体健康状况、邀请其参加下次会销、进店体验等。

（2）再次回访。根据产品特性，6～10天内要对客户进行再次回访，除了详细询问客户使用产品的效果及感受外，还要表达希望其介绍新客户的意愿，一方面可开发新客户，另一方面可长期稳定与老客户的关系。

以上是会销的整个流程，对于会中部分，要视情况而定，不要循规蹈矩，一味模仿，可根据当时的具体情况进行调整。

必要的会销家访

我有一个学员，是某连锁店的会销销售员，他最厉害的时候一个月业绩可达10万以上，平均每个月的业绩都在9万。分析这名学员，他除了客户管理日常工作做得好之外，最重要的是他的家访工作做得非常到位。

会销客户管理中，最重要的一点是根据客户的情况制订一个合理的、有针对性的、可行性的家访计划，在家访过程中不断地改进完善，以达到最好的效果。着重需要注意以下三个方面：

第一，有针对性的家访，会销客户家访是一件有计划性的工作，不可随意家访。不同的阶段要有不同的目的性。从第一次接触客户到成交之前，家访应该以客户了解产品、认可产品品牌及家访销售为目的。只有赢得客户的认可，会销的效果才会好。我参加过很多会销演讲，经销商现场请了很多客户，但成交的却很少，主要原因是客户对产品不了解、对会销模式不了解、对产品品牌不认可等，仅凭讲师的一张嘴如何将产品卖出去呢？即使卖出去，退货率也会相当高。所以，我一直倡导，对产品一点也不了解的客户，最好不要邀请其参加会销活动。

此外，在家访中要针对客户不同的特性制订不同的方案，与客户沟通其感兴趣的话题，话题切入引导到产品上，切记不要一进门就大谈特谈你的产品。

第二，将客户分类，再安排家访。有些客户已跟踪很长时间，比较成熟；有些客户是你刚收集的，接触不久；有些客户你只知道电话号码，没有接触过。按照这个思路对客户进行分类。根据客户的意愿程度，确定哪些客户应该马上进行家访，哪些客户一个星期后可家访。对于一些刚到连锁店的新销售员，可能收集到的都是新客户，没有老客户，那么，要通过与客户的沟通确定家访的时间。

第三，根据会销活动周期家访。有些连锁店的会销活动可能一周一次，一周两次，或者一个月才一次。对客户的家访，要根据会销活动的周期进行，以保证每场会销人数、成交量的稳定性。例如，会销活动周期是一周，我们最少要提前两周做好家访计划，本周家访下周会销邀请的客户，下周回访下次会销邀请的客户，对客户进行合理的家访时间分配。

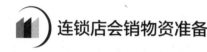 **连锁店会销物资准备**

这个话题我曾在炎黄博爱健康管理培训中和学员们一起探讨过，具体要准备什么物资，不可一概而论，要根据会销流程环节而定。通常，连锁店会销需要准备以下物质：

（1）设施条件。连锁店的会销活动有条件的话，最好能够在店内举行，这样方便客户体验、了解产品，推广宣传连锁店的知名度。基本设施需要有音响设备、数码投影仪、白板、讲台、饮水机、产品展示柜等。

（2）住宿饮食。如果会议的时间较长，且有一些外地客户，那么就要准备饮食和住宿条件，或者为客户提供饮食住宿的信息。

（3）会场引导物资。客户进店之后你要让客户知道怎么走，是否需要签到等。所以，除了人员引导外，还要设立导引牌，如产品体验导引牌、会场导引牌、卫生间导引牌、吸烟区导引牌等。签到桌椅工具、咨询登记工具等也要相应的准备齐全。

为了更突出会销气氛效果，最好准备一个以欢迎为主题的条幅，挂在客户最容易看见的地方，如连锁店有电子屏幕门头，也可在电子屏幕上打字体现。同时，为了保证会议现场的效果及环境，需要准备一些提示标语。比如"禁止吸烟""请将手机关闭或调至无声"

"会场内请勿打电话和走动"等提示标语，贴在合适的位置。

（4）客户资料袋。为每位客户准备一个资料袋，最好是印有连锁店产品 Logo 的手提袋，里面放入产品彩页、会销手册、联系人名片、笔、笔记本等。不管会销大小，这一点必须准备。

（5）会场环境物资。曾几何时，我参加过一个会销讲座，好不容易摸到会场，发现人声嘈杂，秩序混乱，不知道该往哪儿走，往哪儿坐。更让人受不了的是，当时是夏天，偌大的会场居然只有一个小空调在呼呼地吹，我热得实在受不了，随即转身离开。这就是会场环境物资准备不全的结果。因此，会场一定要有空调，保持适宜的温度。座位或者桌子前面最好能贴上客户的名字，这样即使没有服务人员引导，客户也能找到自己的位置。

（6）会场办公物资。电脑、各种客户登记体验表格、打印机、打印纸、照相机、摄像机或小型 DV、电池、备用插座、裁纸刀、剪刀、胶带纸（宽窄均备）、双面胶、胶水、公司放大的标识、产品展示架、易拉宝等。此外，最好能够准备一些常用药品，如治疗感冒、发烧、肠胃不适的药品。

（7）服务人员服装准备。会销服务人员要着装统一且有区别，如销售人员可穿店内统一的工作服；讲师及店长需要西装革履，以正式为主；主持人的衣着显眼但不能压过讲师，同样应以正式为主。

（8）产品演示器材准备。会销中我们经常会给客户进行产品演示，以说明产品的某些特性。所以，演示的产品及需要辅助的设备要有准备，特别是注意细节，因为往往一个细节准备不充分，就会让演示效果大大失色。

（9）抽奖游戏物资。如果会销有这个环节，需准备奖品、抽奖箱等相关物资。

（10）突发事件物质准备。如逃生通道、灭火器材等，虽说一般情况下用不着，但有所准备就能保证万无一失。

以上10点是一个连锁店会销需准备的基本物资，具体需根据会销规模、环节的设置而增减。

▌会销主持的主要职责

我参加过很多会销演讲，在有些会销中，主持人在介绍讲师或者某些专家的时候，说："有请某某讲师或者专家上场。"语言平淡无奇，没有肢体语言，语气没有抑扬顿挫，表情也很僵硬。下面的听众听了什么感觉也没有，专家或者讲师也没有感觉。听众听课没有激情，讲师或专家演讲也没有激情，会场气氛低落，这样的会销自然不会取得良好的效果。

一个好的主持人要塑造老师、塑造专家、塑造要出场的这个人，更要营造现场氛围等。所以，这个角色非常重要。健康产业连锁店在进行会销时，为节省成本，可从店内人员甄选合适的人选。例如，由店长来担任会销讲师，会销主持可从前台或销售中选择。一个优秀的会销主持要把握以下几大要点：

第一，调控会场气氛。把控会场气氛基调是会销主持人的基本职责，及时观察客户的反应和情绪，从而有针对性地进行调控。比如当客户昏昏欲睡的时候，主持人可说一个笑话或者做一个游戏，也可以放一些音乐来调动客户的情绪和现场的氛围。需要注意的是，不同的主持人有不同的风格或情绪，切不可把情绪带入到主持当中，应根据会销的性质和目的定基调。

第二，会销时间把握。根据会议的计划和进程，会销主持要灵活把控时间进度，突出重点。当发现探讨偏题，造成时间拖延时，要及时调整纠正，快速引导到正常的会议进程中。当一些专家或者知名人士发言严重超时，主持人也要不卑不亢地提醒示意，把控整个会议的时间。

第三，协调作用。协调客户发言、协调一些相关事宜等，如老客户在产品分享时，主持人需迎送老客户并进行点评以调节气氛；如在产品演示时，主持人要协调工作人员展现出最好的效果。此外，会销主持人还要协调一些新客户主动积极地发言。

第四，根据客户的反应及时引导客户。客户在听讲的过程中会表现出不同的反应。例如，讲师在讲课的过程中，有的客户连连点头，有的客户一脸疑惑，表现出想问又不好意思问的样子。那么，在提问环节，主持就可以引导其提问，解决心中的疑惑。也就是说，主持人要及时发现客户的反应，并恰当地给予反馈。

第五，讨论总结。讲师在讲完内容之后，主持人要组织现场的听众讨论总结，分享经验，提炼要点，这样才能达到最好的效果。在这一环节中，主持人要渲染气氛，调动大家的积极性，充分投入到探讨中。

第六，配合讲师达到会议目的。在会销中，仅凭讲师一人之力很难达到会议的最终目的，只有靠主持人的配合才能取得最好的效果。因此，会议主持人要紧跟讲师的节奏，配合讲师的语言行为。如这一节讲师讲的是产品的优势特性，那么在本节结束后，会议主持人可重复讲师的一些重要话语，以此来加深客户的印象。

第七，让客户主动开口。有句话叫"销售员十句不如会销专家（讲师）十句，专家（讲师）一句不如顾客一句"。这句话非常有道理，有时候客户更愿意听客户说，而且不能有逼着客户说的嫌疑。所以，会销主持应尽量引导客户主动开口。

第八，会销主持人重在采访。在一些电视节目中，我们经常会看到主持人拿着话筒采访台下的听众，其目的有二：一是引入正题；二是体现真实性。会销主持人也可以采用这种方法，来凸显或者引导某些话题。例如，可问客户：您对我们产品的印象如何？参加今天的活动开心吗？参加今天的活动最大的愿望是什么？等等。通常客户都会积极正面地回答，会取得较好的现场效果。

总之，作为一个主持人，特别是做会销的主持人，要起到承上启下的作用。主持人没讲好，会销就会大打折扣。主持人可以塑造老师，可以引爆现场，可以带动气氛。可以说，在会销中，主持人这个角色是不可或缺的。

会销攻单阶梯问

所谓会销攻单，就是在会销中，销售人员通过与客户沟通，解决客户异议，促使客户成交。很多会销人员总结过各种各样的攻单技巧，其最终目的都是解决客户异议，客户在对产品没有异议的情况下，自然会购买产品。

所以，这里我要讲的连锁店会销攻单技巧也是从解决客户异议展开，可分为三步，介绍产品、提升客户对产品需求的迫切性和解除客户购买产品的担忧。其实，这三步可以用三个问题更加通俗的说明：客户为什么要购买？客户为什么现在要购买？客户购买后为什么会后悔？

第一步，客户为什么要购买？

攻单的第一步就是要解决客户这个问题，客户必须有购买的原因，也就是客户需求。如果没有需求，他就不会受邀参加会销，更不会购买产品。因此，找到客户购买产品的原因，解决问题，才有继续下去的可能。

客户购买原因分这样几点：①为了健康，身体有疾病需要治疗或者预防，要让身体更加健康。对于这类客户，在推荐产品时要以治疗疾病为主，让客户充分认识到你们的产品对客户的健康是非常有益的。②我有钱，经济条件好，而且家里人都支持我，只要对健康有利的就会购买。对于这类客户，要抓住儿女对父母的孝心，以突出产品的保健作用为主。③我信赖这个牌子或者某位员工。对于这类客户，最好由相对应的员工去接待，在进行详细的产品介绍后就可以进入第二步。

第二步，客户为什么现在要购买？

不错，产品是非常好，但我今天只是过来了解一下而已，为什么我现在要购买呢？我需要回去考虑考虑。有相当一部分客户在对产品了解之后都会产生这样的想法，这是与客户成交的主要障碍。所以，在第一步解决了客户的需求问题之后，第二步就需要解决客户现在购买的问题。

可从这样几个方面与客户沟通：①客户的身体需要马上调整。通过第一步对客户身体的了解，从这个角度入手，有针对性地与客户沟通。②拿优惠条件说事。今天在现场购买的客户都会有价格优惠、礼品赠送等，如果今天不买，以后就没有这个价格了。③用交情攻单。如果是你的老客户，或者你与新客户在前期的沟通中已建立了不错的感情，那么，不妨用以上两点攻单的时候加入这一点。

第三步，客户购买后为什么会后悔？

解决了前面两个问题，按理说客户便会购买产品，但有些客户依然会有这样的担心：产品买回去后悔了怎么办？是否可以退换？买回去儿女反对怎么办？等等。要让客户没有后顾之忧，坚定地购买产品，必须解决这个问题，否则客户就会犹豫，难以成交。对此，我们可以对客户做一些承诺或者讲一些道理，疏通客户的顾虑。例如："您放心，如果在使用的过程中有任何问题，您拿回来我们马上给您解决。我们有完善的售后，而且有连锁店在这里，您不用担心。""您买这个产品是为了您的身体健康，您的儿女绝对不会反对的。""我们是连锁经营，而且有店面在这里，有问题您拿过来随时给您调换。"对于连锁店来说，客户这方面的问题其实更好解决。

完成了以上三步，客户异议基本可以解决，与客户成交难度大大减小。

会销客户常见问题解答

会销中，客户经常会提很多问题，如何回答，从哪个方面回答，影响着客户对产品及销售人员的满意度，必然也决定着客户的购买欲望。对此，我将一些常见的问题和回答方向进行了归纳总结，供会销人员参考。

1. 用了你们的产品是不是就不用吃药了？

会销的产品通常属于一些保健品，主要作用是保健和维护，需坚持使用一定周期才会有效果，所以在回答客户时不要说你的产品立刻可以代替药物，这是一种不科学的说法。要从保健的角度向客户阐述，坚持使用一段时间，病情稳定之后便可尝试逐步减药。

2. 你们的产品为什么不在医院销售呢？

对这个问题可以从销售模式的不同向客户回答，还可从保健品和药品的不同属性回答。例如："医院卖的是药品，是看病的地方；我们的产品是保健品，抑制疾病发生的。如同食品和服装一样，不可能在同一家店买到。"

3. 你们的产品有依赖性吗？

有些产品你在使用的时候身体状况很好，但一停用，又恢复到原来的样子。例如，高血压，使用产品后控制得很好，但一停药，血压马上就会升高。所以，有些客户可能是听说过，也可能是使用过其他产品，会提出这样相对专业的问题。对此，在向客户解答时要从客户自身情况出发。

如果客户身体处于亚健康状态，并没有疾病。那么，可以告诉客户坚持使用你们的产品可改善亚健康状态，只要平时注意饮食锻炼，停用也不会有影响；如果客户身体有一些老年疾病，那么可以告诉客户，随着年龄的增长，某些疾病必然会发生，任何药物也无法完全治愈，只能够起到控制作用。而且很多药物都有副作用，你们的产品既有控制疾病发展的作用，又没副作用。

4. 服用多久会有效果？

对于这个问题，如果明确的回答，如多少天会有效果，似乎不太现实，搞不好会给自己挖一个坑。而如果不明确回答，讲得不够清楚透彻，客户又不买账，觉得你是在忽悠他。为此，我们不妨从科学的角度，从人体差异的角度回答客户。告诉客户，由于个人的差异，有些人可能一个周期就会有效果，有些人可能三四个周期才能见效，这个要因人而异。最后再讲一些积极的方面，如："不过以您的身体状况来看，应该很快会有效果。我们有个客户，他使用5天之后便有了不错的效果……"

5. 我吃药可以报销，你们的产品能报销吗？

一些对保健品不了解的客户经常会提出这个问题，显然，保健品是不能报销的，但如果你斩钉截铁地告诉客户"不能"，客户可能转头就走。首先，从产品对人体独特的优势和功用上向客户进阐述。其次，说明国家的相关政策、不能报销的原因等。最后，说明你们的产品与药品的区别，凸显出报不报销不重要，身体健康才最重要的观点。

会议营销＋连锁专卖店营销

随着健康产业的发展，当前已形成了 5 种营销模式，分别是传统营销、会议营销、网络营销、专卖店营销以及直销。

传统营销是以向市场铺货的形式进行销售，与其他营销模式相比，这种模式运用率很低；网络营销随着互联网的快速发展被越来越多的企业运用，但并没有什么好的效果；专卖店营销也是近几年来被商家采用的一种保健品和健康理疗仪器的营销方式，也曾不断被炒作，但始终没有像会议营销那样被商家广泛运用；直销是一种整合营销，如通过电话、会员的方式让企业与客户直接接触，没有中间商，这种营销模式在有些行业运用得很好，但在健康行业并不太被人们认可，效果一般；会议营销即我们常说的会销，虽然起步晚，但发展迅速，在健康界被广泛使用，深受各大企业偏爱。但是，由于近几年操作水准的下降，使会销的效果大打折扣。因此，便衍生出了新的营销方式，如旅游营销、社区营销、体验营销等。

分析以上 5 种营销模式及效果，从长远发展及人们的接受程度来说，最具优势的便是专卖店营销、会议营销和网络营销。网络营销我将在后面三章中详细介绍，这里我们来探讨会议营销和专卖店营销。

以上5种营销模式随意组合成一种新的营销体系,都会发挥出比单种营销模式更好的效果。但我做会销这么多年,深知在健康行业,会销的优势要高于其他营销模式,这一点我相信广大同行都深有体会。所以,在整合新的营销模式时,要以会销为主导,用其他营销模式弥补会销的不足。

连锁专卖店营销模式也曾被一些商家广泛运用,但始终没有做起来,其主要原因是客户源问题——"聚人"难。很多健康产业连锁店建起来之后,客源越来越少,利润越来越薄,最后不得已只能关门。而会销的最大优势就是"聚人",将众多客户邀请在一起探讨营销,这便能够完美地解决连锁专卖店营销模式的劣势,弥补其短板。

反过来看,会销虽然将客户聚在一起,但产品体验度不够,通常在酒店开会,容易让人产生误解,有些客户难以接受。曾经有一位大妈就对我说,有一个卖降压保健品的人邀请她去酒店开会,她担心是非法传销所以没有去。的确,一些非法传销的确也是用这种方式进行的。而且随着国家相关规定的出台,会销已受到了一些限制。诸多原因影响了会销的健康发展,使其作用大打折扣。会销所面对的这些问题,连锁专卖店都能够解决,如客户产品体验度、会销场所、打消客户的顾虑等。毕竟连锁专卖店是以实体店形式存在的,不会凭空消失,这样便可以大大提高客户的信任度。

这样来看,将会销与专卖连锁店结合在一起,整合出"会议营销+连锁专卖店营销模式"是最完美的组合。连锁专卖店可作为产品第一销售窗口,会销作为第二销售窗口,而且可作为主要销售渠道。这样,专卖店可以生存,会销模式也可以发展。

当然,只是简单的整合并不能体现出效果,要有一定的营销策略才可以。有这样两个思路，都可以做，但各有特点。第一，先做会销，等会销做到一定程度，积累了足够多的客户之后，在特定区域再开设专卖店。例如，你在 A 地区做会销半年之后，客户有了一定的量，而且他们的生活圈都在 A 地区，那么就可以在 A 地区开设专卖店，为产品售后服务、客户产品体验以及销售之用。第二，连锁专卖店和会销同时运营，这种方式前期相对较难，因为客户资源少，效益低。但可在短时间内积累一定数量的客户，成交率高，因为有实体店供客户体验之用，要比单一靠会销积累客户快很多。

连锁专卖店的优势之一就是体验营销，配合会销完成销售。但根据经营的产品，要具备相应的特点才能达到最好的体验效果，同时聚集人气。对于理疗保健器械来说，有这样几种优势：①店面营业时间可免费为客户提供体验服务。②体验中产品能够让 90% 的客户感受到明显的效果。③产品价格高，利润大，一个月卖出一台即可维持店面的运营。对于口服保健品来说，也有以下一些优势：①产品最好具有治疗作用。②能够让 90% 的客户在短期内感受到明显效果。③成本低，利润高。放眼所有的健康产品，很少有专卖店具有以上特点。即使具备，体验效果虽好，但没有客源依然很难经营，但如果加上会销，效果便会好很多。

当下，消费者已越来越成熟，消费越来越理性。同时，保健品市场竞争也越来越激烈，商家采用的营销模式也是各种各样，但适应社会发展、适应客户需求的模式便是整合模式，取长补短，互补不足，各自发挥优势，这才是营销模式未来发展的趋势。

第 九 章

互联网+健康产业模式

 当健康产业遇上互联网

随着社会的发展和中国人口老龄化的加速，人们对健康的需求也在快速的提升。在一些发达国家，健康产业是国民经济提升的重要动力之一。在我国，随着人们需求的提升，健康产业更是一个朝阳产业。而就目前来看，这个朝阳产业发展还较为缓慢。其中一个非常重要的原因就是经营模式没有跟上社会发展的步伐。通俗地说就是在互联网已深入人心的今天，健康产业的经营模式与客户的消费习惯偏离。

一个行业如果跟不上社会的进步，发展必然会受到制约，健康产业也是如此。健康产业涉及的种类有医药产品、保健产品、营销食品、医疗器械、休闲健身、健康管理等。在我的记忆中，最早涉及互联网的应该是健康管理以及医药产品。随后其他一些领域也慢慢介入了互联网，如产品电子商务、产品批发零售等，虽有效果，但也不是非常好。我想说的是，除了销售推广产品之外，企业在经营模式、管理等方面也应该运用互联网思维。

互联网给人们带来最大的好处就是便捷、高效。它让我们的生活更便捷，获得某些信息的渠道更多，速度更快。

在健康产业，客户的诉求主要有两点：第一，在生病之后希望得到医生的专业治疗。也就是说，患者希望在最短的时间内找到合适的医院及医生。这一点某些医院就做得非常好，如网络门诊、网络挂号、网络咨询等。第二，在非生病的情况下能够方便地得到专业的指导和帮助。也就是保健品及健康服务企业与互联网的契合度，如连锁店的 O2O 电子商务模式、手机 APP 运营模式等。显然，这种模式能够为客户提供更加便捷、高效、可靠、高价值的服务。

有些做保健品的人可能会有这样的疑惑：我们的客户大多数都是中老年人，他们不懂互联网，不会玩手机，这样做没什么作用吧！

我们要明白，介入互联网并不影响线下的运营，是为了开发更多的客户，推广宣传企业知名度及相关产品。例如，原先连锁店一天能成交 5 个客户，介入互联网后依然会成交 5 个，而且还可能更多。即使我们的主要客户群都在线下，也有一些潜在的消费者依然喜欢通过网络购物或者了解信息。例如，中老年人的子女，他们如果想给父母购买保健品，大多数第一时间都会通过网络甄选，这样就可以与其在线上成交或者引导其至线下，还可以通过这种方式有效推广产品知名度。

传统健康企业的转型

2015 年最热的一个话题就是传统企业向互联网转型。随着互联网对人们生活习惯的影响加深，一些传统的营销模式、经营理念的确有些落后，已不符合当代消费者的需求，确实需要转型升级。

然而，我发现有太多的企业盲目转型，跟别人走，没搞清楚转型的目的、步骤，这样导致的结果就是：不转型等死，转型找死。这一年，我走访过很多从事健康产业的企业，在交流中发现有相当一部分经营者对互联网转型理解有些肤浅，认为在网上开个店、建个网站、建个微博、开个公众微信号，然后做个网络推广就是向互联网转型。这是完全错误的认识，如果这样做，你转变的只是企业的营销方式，而企业的本质并没有任何改变。

其实，以上我说的那些转变，都是程序化的东西，找一些专业人士三四天就可以搞定，但这不能解决传统健康企业的问题。转型不仅是转形式，而是转本质，这个本质就是思想，企业经营者以及连锁店店长的经营思想。思想转变了，才能真正称得上是传统企业向互联网的转型。

这一点，炎黄博爱健康管理就做得非常好，如他们提出的用户健康思维、迭代思维、数据思维、平台思维等。那么，具体该如何理解呢？

在传统的健康企业中，通常他们的经营流程是这样：产品——营销——客户。也就是先生产产品或者代理一款产品，再通过各种营销手段推广宣传，将产品卖给客户，从而获得利润。经营者的思维也基本上是围着这样一个流程走。

而互联网思维却截然相反，通常他们的运营流程是这样：客户——营销——产品。也就是先圈客户，运用各种方法如免费注册、免费试用、有奖注册等方式构建庞大的用户群；然后通过各种营销手段与客户建立黏性，如定期的抽奖活动、免费发放礼品、1元购物等；最后倒逼产品。甚至有些互联网企业刚开始根本没有产品，有了用户之后才根据其特点而开发了产品，形成了商业模式。他们的目的不是利用产品赚钱，而是围绕用户构建有利于企业长期发展的生态圈。有些互联网企业的产品甚至是免费的，用户可以无偿使用，如360，而给他们付钱的是一些广告商。

明白了以上这些，相信我们已经大致明白了一个健康产业的企业应该如何进行转型了。

首先，如果你是一位店长，你考虑的不是向客户提供什么样的产品，而是考虑如何吸引客户到你的店里来，建立联系，与客户深入交流，取得客户信任，乃至获得客户的崇拜。利用这个方法，在短期内迅速积聚客户。这一点对于实体连锁店来说，做起来更容易，你可以运用免费体验产品的方式来与客户建立黏性。

其次，积累了一定的客户群之后，开始调整布局，运用一些营销手段凸显你提供的免费服务，想客户所想，急客户所急，让客户感到满足。久而久之，你的店便会成为客户的据点。

最后，在客户体验的过程中，巧妙激发客户的需求，然后顺势推出产品。比如，客户在免费体验保健器材之后，发现有效果，但不是非常明显，那么你就可以建议让客户配合使用一些其他产品，或者向客户推荐一些健康养生的周边产品。

在整个流程中我们需要谨记的是，客户是你工作的中心，而非销售产品。

以上便是传统健康企业及连锁店向互联网转型的基本思维，具体实施方法需根据自己经营的产品和构建的生态圈而定。

用互联网精神拥抱健康产业

互联网的快速发展彻底打破了各行业的商业模式及运营思维，告诉我们一切皆有可能。分析一些成功的互联网企业，他们的思想观念值得每一个从事健康产业的人借鉴，尤其是他们的精神。

那么，什么是互联网精神呢？我认为有这样几点：开放、分享、便捷、高效。开放能够让我们走向世界，看得更远，把握得更准；分享是互联网精神的精髓，懂得分享，才能提升自己；便捷是互联网的一大特点，始终坚持让客户更加便捷的原则，必然会吸引大量的用户和忠实粉丝；快速高效的信息传递是在互联网时代必须把握的要素之一，正因为互联网企业有这样一种精神，才完胜了一些传统媒体。

如何将互联网精神融入健康产业当中呢？

第一，开放。善于沟通、交际，走出去、引进来是企业、连锁店、个人成长的要素之一。我们不仅要对客户开放，更要对健康市场开放。例如，走出去，学习一些西方的健康产业连锁店运营模式，取长补短，提升自己。需要注意的是，开放是为了取长，你所需要的长是你店里缺少的东西，而不是他们认为的长。例如，西方的一些健康运营模式虽然在当地很好用，但并不适合中国，因为国情、发展规模以及人们的认识度不同。

第二，分享。在互联网中，他们分享的是技术、信息、产品、资源等。在健康产业中，我们要分享给用户的是产品、服务、价值、健康等。客户进店后，拿出最好的服务，将一些健康生活知识无私地分享给客户，让客户体会到与你沟通可收获很多东西。而有些人做的却不够好，如有些连锁店销售员认为，如果客户购买欲望强烈，我就提供最好的服务，送你礼品，告诉你一些健康小窍门，否则，我就不说。显然，这种思想是错误的，是落后的。

第三，便捷。健康产业连锁店就是这一点的很好体现。有些企业设立了连锁店，有些依然采用传统的模式运营，相对于前者，便捷性自然差了很多。此外，我们还可以从服务、售后、体验等方面来提升对客户的便捷性。

第四，高效。有了分享精神，但没有高效的传播方式，会严重影响行业发展或企业运营的效率。对于经营者来说，需要一些数据分析做决策的时候，运用大数据思维，对数据进行分类、聚合、相似度的计算，然后通过预测算法等方法对数据进行分析，最后建立预估模型、定制方案。而用传统的思维你可能要整理好几天才能将相关数据归类在一起。

前段时间看到 ABI 发布的一份报告数据，这份数据显示：到 2016 年，移动医疗服务的市场规模达到 13.4 亿美元，届时将有 3000 万台移动设备与无线网络中的"医疗局域网"相连接，可佩戴在人们身上的无线医疗感测器将超过 1 亿台。这说明健康产业在互联网领域将有很大的前景，意味着每一个从事健康产业的企业都有很大的机遇，而是否能够把握住这个机遇，关键在于你是否能够用互联网的精神去做健康产业。

互联网将颠覆健康产业传统模式

健康产业发展这么多年，已形成了固有的模式，要说颠覆，仅凭一人之力或者一个企业之力显然难以做到，而互联网的介入将有可能颠覆原有的传统模式。近年来，互联网颠覆其他行业传统模式的例子比比皆是，这一点充分说明互联网不可小觑的力量。

我们来回顾一下 BAT 近几年在健康产业的一些零碎动向：2014 年下半年，丁香园和挂号网先后获得腾讯的巨额投资；2015 年上半年，马化腾又低调入股健康元。这两个项目牵扯巨额资金，我们完全有理由认为，马化腾在暗中布局健康产业。

阿里巴巴的嗅觉一直非常敏锐，他们通过支付宝与多家医院合作，打造未来医院；2015 年阿里健康与鱼跃科技签署了战略合作框架协议，旨在医疗智能设备、医疗影像、医疗医生资源管理、互联网健康服务拓展、开拓市场与客户、信息及医疗产品、阿里健康云医院平台等方面进行合作。随后，阿里健康与国际医学、东华软件签署了战略合作协议，旨在打造以数据驱动精准医疗、健康管理的实体医疗机构——西安国际医学中心。

BAT 中的两大企业都涉足健康产业，百度自然不会忽视这一朝阳产业。2014 年，百度与北京市政府达成合作，推出北京健康云平台；李彦宏对涉足健康产业似乎有明确的目标，在一个媒体活动中李彦宏曾说："百度想做的事情是把正确的病人送到正确的医生那儿。"意思很明确，百度的医疗布局就是：连接医患＋人工智能。

李彦宏说："中国大概有200万医生，但普通老百姓不管小病大病都往人满为患的三甲医院找专家问诊。一方面，绝大多数医生处在无病可看、医疗资源被浪费的状态；另一方面，有些病人不需要专家门诊，最终排到队，专家咨询三五分钟就把你打发出来了。"显然，李彦宏倡导的是医生和病人之间能够更加合理匹配，达到更高的效率。

BAT三大企业在健康产业的投资方向不同，理念不同，经营方式也不尽相同，但不管怎么样，他们都对健康产业情有独钟。那么有人不禁要问，像这样大型的互联网企业，为什么要投资健康产业？

原因有二：一是健康产业是一个朝阳产业，具有很大的发展潜力，这一点相信马云深知；二是健康产业传统运营模式已不符合人们的消费、生活习惯及需求，需要有一种新的模式来更加贴近人们的生活需求。所以，我们不得不佩服马云的眼光，其实，除阿里巴巴外，腾讯、谷歌、苹果、三星等IT巨头也在向健康医疗产业渗透。这些在互联网行业名头响当当的企业进入健康产业，意味着什么？不难想到，那就是颠覆！

我曾和炎黄博爱健康管理的高层探讨过这个问题，他们认为，在众多大型互联网企业介入健康产业之后，中国的健康产业将会发生翻天覆地的变化，会带动健康产业的高速发展，届时将会出现很多良机。也就是说，在未来的一段时间内，健康产业将步入最好的投资期，中国大健康产业的颠覆之门已经打开。对于从事健康产业的企业及个人来说，将是快速发展的大好时机。

互联网+健康产业的4种基本运营模式

为了更加深入地了解互联网+健康产业这个话题，我走访了多家互联网健康产业公司，调阅了大量的资料。我发现中国健康产业介入互联网已有相当长的一段时间，最早是以信息咨询的方式介入，在网络中提供全面的医疗健康信息，其利润主要来自于广告费。随后，健康产业以服务咨询的形式开始出现，利润主要是服务咨询费、预约门诊费等。例如，你身体出现不适，不知道是什么问题，该怎么处理，那么，你可以在他们的网络平台上找到专业的医师，进行一对一的指导。当然，你需要支付一定的服务咨询费。

当下，在互联网上，健康产业主要有4种运营模式：

（1）健康管理。业务以个人健康信息管理为主，根据个人身体状况提供有针对性的健康方案。例如，你患有糖尿病，相关互联网健康平台会根据你的情况，为你量身定制病情维护及健康恢复方案。此外，他们还提供一些保健产品、协助健康的器材等。

（2）健康咨询。业务以一对一的个人健康在线咨询、预约服务为主。例如，你感觉腿部不舒服，在这个平台上，他们有专业的医师，你可以选择你认可的医生进行病情咨询。此外，他们还提供各大医院的在线挂号预约服务等。

（3）健康知识提供。业务主要以提供健康知识为主，是典型的学习型平台。例如，健康生活小妙招、各种疾病的预防与维护措施等，以文本、图文或者视频、声音的方式向用户展示。

（4）健康互动。业务主要以健康行业互动交流为主，如医生与医生、医生与患者、患者与患者之间的交流，如同当下的 QQ 聊天软件一样。通俗地讲这就是一个交流平台，只不过这个平台更加专业而已。收益主要来自于会员制、广告及健康外围产品等。

以上 4 种健康行业互联网运营模式当前最为常见，也深受人们的青睐。作为健康产业连锁店，我们模仿的不是以上其中一种模式，而是根据连锁店的特点，将以上几种模式的优势整合，提供更加完善的服务给用户。例如，我们可建立一个网络平台，将连锁店的服务产品同步到这个平台上，同时开发 APP 平台，由专人负责随时监测用户动态，获取潜在客户及提供更加完善的服务。

互联网客户锁定战略

由于互联网的普及和人们对互联网的依赖，身体不舒服、有疑问时首先都会上网查询，寻找答案，而且这已渐渐成为一种习惯。大量的客户都积聚在网上，以中青年为主，也有少量懂得运用互联网的老年人。所以，通过互联网挖掘、锁定客户应该成为连锁店业务的主要工作之一。

既然这样，如何在互联网上锁定客户呢？

第一，广撒网式。前面我讲过，在互联网上积聚着很多潜在客户，那么，我们就可以通过在网络上做广告的方式吸引这些潜在客户主动与我们联系，从而逐一锁定跟踪。例如，炎黄博爱健康管理就利用网络推广的方式锁定了一批忠实客户，也正是因为这批客户，让炎黄博爱健康管理迅速壮大。

第二，区域锁定式。这是指在相关健康网络平台上进行客户锁定，平台可分两种：一种是广义平台，是指关于人体健康的所有网络平台；一种是细化平台，是指关于健康中某一类的平台。例如，你卖的是健康器材，那么可选择健康器材的平台，然后分析该平台的用户资源，进行客户锁定。通过这种方式锁定的客户质量更高。

第三，活动海选式。不管是企业还是连锁店，每年都会做一些广告推广活动，而且有相当一部分是通过互联网方式来执行的，其目的是提高产品知名度。从客户锁定的角度讲，这里我们应该还加一条——客户辨认跟踪，就是在活动推广中，辨别潜在客户，而后锁定跟踪。

以上是在互联网中锁定客户常用的方式，但这并不是最重要的，最重要的是我们该用什么样的思维来做这些工作，所以，我们还应该注意以下几点：

第一，忠诚客户决定企业利润。

在客户锁定战略中，不要一门心思都放在新客户上，那些忠诚客户一定不能忽视。在企业管理中有这样一个"二八定律"，意思是一个企业80%的利润是由20%的销售员创造的，这20%是企业的优秀销售员。而在健康行业，可以说80%的利润是由20%的客户创造的，这20%就是企业的忠诚客户。

一个忠诚客户第一次买你的产品之后，还会买第二次、第三次……而一个非忠诚的客户或者是新客户，第一次消费之后大多不会连续消费。因此，在锁定潜在新客户的同时，锁定那些忠诚客户应该是工作重点。

第二，客户锁定要系统性。

有些连锁店，销售员对客户跟踪得很好，只要通过互联网锁定一个客户，基本都会进实体店体验。但是，客户进店一看，技术和服务满足不了客户的需求，完全和销售员的档次是两回事，心中顿生上当受骗的感觉。其原因就是客户锁定不成系统，顾头丢尾，各个环节还不够完善。所以，在制定客户锁定战略时一定要有一个完善的系统，各个环节要相互匹配，衔接流畅。

第三，始终以客户为中心。

　　互联网是推动健康产业发展的优势工具，具有非常丰富及杂乱的信息资源，因此，会有很多因素干扰着我们锁定客户的注意力。有一家连锁店，该店的销售员在某健康平台锁定了一批很有潜力的客户。有一天该店的店长在网络上看见有些连锁店在做大量的推广宣传，他知道某些店的东西是吹嘘包装出来的，但是他觉得效果很好，于是也照做了，而且进行了更加夸张的宣传与包装。之后那些潜在客户在与销售员的沟通中发现，有些问题销售员的回答含糊且根本无法说清楚，最终客户都一一"跑掉"。所以，我们不管做什么工作，都要以客户为中心，而不是产品或者营销。

第 十 章

健康产业互联网营销策略

 网络营销定位策略

有一句话叫"世界上最远的距离，就是没有网络"。互联网拉近了彼此间的距离，丰富了营销渠道，使得产品信息能够更加直观快速地呈现在消费者面前。然而，综观当下一些健康产业，有些企业运用网络营销提升了品牌知名度，销量一路飙升，而有些企业付出了很多精力，作用不是很大，销量、产品的知名度没有任何改变。我自己做了一些分析，其主要原因是在网络营销框架下，自我定位不够准确，甚至很模糊。

第一，根据产品的属性定位。

一个商品影响客户点击率的只有两个因素：一是价格，一是使用率。价格低，客户便会点击查看，追求低价是每一位消费者的诉求；产品常用，点击率就会提升。例如，一个产品10个人里面有8个人都需要，和10个人里面只有2个人需要相比，前者显然要比后者更受关注。这里，我就从这两个方面来定位产品网络营销的方式。

（1）低价位，普遍性的产品。这类健康产品最受人们欢迎，通常属于长销产品，如维护人体亚健康的器械及保健品、水银温度计等。此类商品可以在网络上直接推广，因为人们在看到此类商品时通常不会花费太多的时间去考虑。客户有需要会立即购买；客户没有需要，即使花费再多的精力他也不会买。

（2）高价位，普遍性产品。这类产品虽然大众基本都需要，但由于价格高，客户通常不会很快做出决定。所以，对于这类产品要尽量选择健康方面的门户网站做推广，采用硬性广告的方式向消费者呈现。

（3）低价位，针对性强的产品。这类产品可采用多种营销模式相结合的方式进行推广。由于价格低，所以硬性广告推广的转化率也会较高。由于产品针对性强，极具个性化，所以在一些专业健康门户网站推广效果也会不错。例如，你的产品对抑制高血压有很好的效果，那么可以选择针对高血压的网站、论坛、朋友圈、QQ群等推广。

（4）高价位，针对性强的产品。这类产品往往是一些高端产品，不适合大量投放硬性广告，因为这类产品的客户具有一定的局限性。但如果采用话题炒作、口碑营销的方式，前期会吸引一些潜在客户，然后通过各种活动方式培养，会取得较好的效果。

第二，产品营销定位思路。

（1）逆向定位。所谓逆向定位是指反其道而行之，如果人们都向东走，而你向西走，通过对产品准确的诠释，往往能更胜一筹。例如，竞争对手都在说他们的产品价格低、效果好，而你根据个人不同的体质进行产品定制，既可以避免竞争，也可以独树一帜，突出了产品的优势。

（2）以文化为核心定位。这是很多产品经常用到的一种营销定位思路，在健康产品中也非常实用。针对产品可从两个方面发掘：一是民族精神的历史文化，如产品具有悠久的历史，经历了哪些历史洗礼，有哪些品牌故事，哪些历史名人曾评价过等；二是企业经营理念的现代文化，如企业文化、产品文化等，将这些文化融合在营销中，往往也能体现出较好的效果。

（3）对比定位。选定一个比品牌知名度更高或更低的产品，通过与其对比进行网络推广营销。例如，A 品牌在国内堪称老大，那么我们可以说："与 A 品牌相比，我们只做第二。"其实，这也是一种借势营销的方式，其目的就是以大众熟悉的 A 品牌为引子，来凸显我们的产品。

（4）创新定位。创新定位的宗旨就是"做别人没有做过的事"，与逆向定位有几分相似之处，不同的是创新定位需要我们有更广阔的思维去思考。

第三，网络营销定位要素。

（1）熟知产品特点及竞争优势。知己知彼，才能百战百胜，这是网络营销定位的基本要素。

（2）选择适合自己的营销方式。网络营销定位方式有很多，但别人用得很好的方式，不一定就适合你。所以，选择适合自己的才是最好的。

（3）市场定位是基础。一个企业所有的营销组合都要以不影响市场定位为基础，且要有助于市场定位的强度。所以，我们可采用传统营销和网络营销相结合的方式来向消费者传递市场定位，从而凸显产品的独特性。

巧用自媒体营销

随着互联网时代，尤其是 3G、4G 时代的到来，传统媒体的这一功能已经被一些新型媒体所代替，在一些企业依然守旧运用传统媒体花钱做推广宣传的时候，有些企业已经不花钱或者花很少的钱为自己做起了事半功倍的营销，这便是——自媒体。

在当下，具有代表性的自媒体有微信、微博、QQ 衍生的一些产品等。我们为什么要用自媒体进行健康类产品的营销呢？因为自媒体中的每一个粉丝都是你的推销员。如果你做过销售工作，你一定明白，维护好一个老客户要胜于十个新客户。因为老客户在对你的产品、服务满意的情况下，会不经意间向周围的人宣传，特别是在没有话题可聊的时候，他会主动向朋友讲述使用产品的心得。

这样，一位老客户无形中就会成为一名你的推销员，虽然他不会收钱卖产品，但是他能够帮你推广产品。

其实在自媒体中，也具有这样的效应。就拿用微博、微信做健康类产品推广来说，比如你发布了一个关于产品宣传方面的文章，你的目的是让大家都知道并了解你的产品，然后进行购买。首先，你发布的内容会让自媒体中的大多数粉丝看到，这就达到了宣传推广的第一步——将产品放到粉丝的眼前。这时你的粉丝们对产品就有了一个或浅或深的认识，他们也许会购买，也许不会购买。

在这个过程中，如果有些粉丝对你发布的内容进行转发，那么，你的粉丝就会成为你的推销员，把你发布的内容传递给了他自己的粉丝。比如，你的粉丝有 2 万人，转发你内容的这位粉丝的粉丝也有 2 万人，那么就会有 4 万人看到你发布的内容，以此类推，越多人转发，你发布的内容推广效果就会越好。

对于健康类产品来说，尽量选择一些人们常用、熟知的自媒体，如当下火热的微信、微博以及 QQ 周边媒体。运用自媒体营销具有以下两大优势：

第一，低成本、简单。以往的营销通常需要一个专业的团队或组织去操作，而自媒体营销，一个人就可以搞定一切，这不仅节省了人力成本，而且便于管理。如果通过电视、广播、报纸等媒体进行营销，这无疑是一件复杂的事情，需要花费大量的人力、物力及财力，并且门槛较高，并不是每个人都有能力、有资格去做的。而运用自媒体进行营销，用户只需要借助互联网，在一些能够提供自媒体的网站进行简单的注册，就可以免费发布图片、文字、视频等信息，有针对性地进行推广自己或者产品。

自媒体对操作者来说不需要任何成本，也不需要多么专业的知识，人人都可以进入，人人都可以去做。当然，这也是自媒体为什么发展迅速的原因之一。

第二，迅速、高效。时效性是任何媒体都必须满足的因素之一，显然，当下的自媒体在这方面更有优势。它没有时间、空间的限制，任何时间、任何地点都可以传播自己想要发布的信息。

一个信息内容从制作到发布，在迅速、高效方面是任何媒体都无法比拟的。例如，微博，操作者可以在几十秒之内将信息传递给受众，受众可以将信息用同样迅速的方式进行转发或者反馈。也就是说，信息发布者和受众者之间的距离为零。

健康产业微信营销

打开微信朋友圈，你会发现形形色色的人，做微商的、自拍的、晒美食的、做推广的等。

从微信的功能来说，运用微信做营销推广有这样几个优势：可以发送语音短信、视频、图片（包括表情）和文字；可以群聊；可以视频沟通；可针对不同客户合理运用；流量成本低。在使用微信营销时，运营者应注意以下几个问题：

第一，把用户的问题当成你的问题。在与用户互动的过程中，用户可能会提出一些你所不知道的问题，或者是一些不着边际的问题，这时切不可用忽悠、糊弄或者不屑、讽刺的方法对待。对于客户提出的你无法解释的健康问题，要通过查阅相关资料尽量给客户一个完美的解答，这样做一方面是为了维护你的用户，另一方面你自己也可以得到提升。对于用户提出的一些不靠谱的问题，不要鄙视用户或者直接在微信中用讽刺的语言回复。你要诚恳认真地解释，体现出你的诚意。

第二，微信内容宁缺毋滥。有些微信营销者为了保持内容推送率，每天都会坚持至少发一条关乎产品或生活健康类微信，这种营销心态是没有错的。但是有些人为了保持这种效率，某天因为太忙没有时间编辑内容的时候，就随便发一条或者将昨天发过的今天复制粘贴重新发，敷衍了事。俗话说："一颗老鼠屎坏了一锅汤。"如果这样，你之前所发的内容质量可能非常高，而这一次的内容可能就会影响用户对你的信任度，甚至有可能让一些用户取消对你的关注。

第三，把握好推送时间。根据个人经验，早上发送的时间最好是：6：00—7：30，因为这个时间通常是人们准备起床看手机的时间。中午发送的最好时间是11：50—13：00。之所以会选择在11：50这个不前不后的时间，是因为很多上班族在这个时候都会情不自禁地拿出手机翻看，一方面可能是看时间，另一方面可能是在为吃饭做准备。晚上最好的推送时间段是18：30—20：30，以及21：00—23：30。前者是人们准备吃饭的时间，后者是人们准备睡觉的时间，通常都会拿出手机查看。

第四，阶段性营销。在微信运营初期，主要工作是提升微信本身内容的质量。只有高质量的内容，才能吸引更多的订阅用户，否则，即使采取其他方法获得了众多粉丝，最后也有可能走掉。为此，我们每天可以坚持做三篇左右相关健康产品的微信内容，切记内容一定要精。

微信运营中期，工作的重点就是提升订阅用户数量。由于微信内容质量已经较高，一方面，会给新加入的用户有一个很好的印象，他们通过对微信中以往内容的浏览，能够获得更大的认同感，让客户更加稳固；另一方面，由于前期已经积累了一部分用户，通过互相影响，新用户的开发扩充也会更加容易。

微信运营后期，经过前期的两个阶段，微信内容质量不断提升，订阅用户也增长到了一定的数量之后，我们需要做的就是将微信中的大量用户转化为你的成交客户，邀约进店或者邀约参加会销，并培养你的忠诚用户。

　　以上便是健康产业微信运营的相关技巧和策略，在合理正确运用的情况下，必然会取得不错的效果，提升连锁店运营的客户及稳定性。

健康产业软文写作推广技巧

要进行网络营销，就离不开软文写作与推广。我在网络上搜集资料的时候，经常会看到一些非常不错的软文，这些软文除了提供一些健康产业的发展动向及相关知识外，大多还有一个作用，那就是店铺推广。在你看到最精彩的时候，会出现一些连锁店的名字或者产品，通常都能给读者留下深刻的印象。

而要达到这一效果，最重要的便是软文质量。如果写得不好，内容质量不高，读者就不会仔细去阅读，甚至看都不看，也就失去了推广的作用。

第一，软文特性。

（1）实用性和趣味性。这两类是很多用户都非常感兴趣的内容，尤其是在工作生活压力不断上升的今天，闲暇之余读一些有趣、有利于生活健康的实用知识，不但能够增长知识，而且能够给自己带来快乐。

（2）多元化、多样性。单一的主体内容会显得有些干涩，广告痕迹太明显，容易引起用户的反感，但如果内容太繁杂、太多，会淹没主体中心。为此，我们需要有一个正确的量与度的把握，通过内容主体，散发出多元化的内容。

（3）专业性。人们去医院看病为什么都喜欢找专家看，因为专家更加专业，说的话有道理，能够让人信服。软文也是一样，要想提升点击率，吸引人们仔细去阅读，内容一定要专业，逻辑性强。例如，你的内容主题是以糖尿病治疗为主，你要写清楚糖尿病发病的原因、疾病类型、原理，会影响身体的哪些功能、生活中需注意什么、可采用哪些方法控制等。这样，一方面内容对患者是有用且专业的；另一方面可方便将自己的产品、品牌或连锁店植入在里面。

第二，软文方向。

（1）生活常识类。一些大家在生活中经常在用，却被忽视的小常识。例如，"早上吃好，中午吃饱，晚上吃少"，这个理念是否科学正确？应该饭前吃药还是饭后吃药？等等。

（2）知识误解类。主要指一些被大家经常误解误读的知识，如一些民间偏方，有胃痛、吐酸、胃下垂、胃窦炎疾病的，可用大蒜头，一次一两连皮烧焦，再加一碗水烧开，加适量白糖空腹食用，一日两次，连用7天可根治。从专业的角度分析阐述这样的偏方是否有根据，是否正确。

（3）新闻类。主要指一些关乎健康的国际、国内、娱乐、行业新闻等。比如医疗体制的改革、医药报销的政策等，这些内容不但可吸引一些患者去阅读，对行业人士也具有一定的吸引力。

（4）生活技巧类。主要是一些生活小贴士。比如生活中常吃什么可以避免某些疾病，感冒、发烧后要多喝水，某些疾病犯了之后该如何应急处理等。

要写好一篇软文，起到很好的推广作用，要把以上几点要结合在一起使用。此外，可根据自己的健康产品、店面类型适当调整，以达到最好的效果。

健康产业网站建设与推广

第一，网站建设。

（1）注册域名和空间租用。注册一个形如 www. 用户名 .com 国际域名或 www. 用户名 .com. cn 的国内域名，经济型只提供国际域名一个，电子商务型提供国际国内域名各一个。可在一些域名商处申请，如花生壳、新网等，有些域名是免费的。

（2）首页设计。首页是体现一个企业或连锁店经营理念、经营宗旨、形象的页面，对于整个网站来说非常重要，重点突出产品的特性及优势，避免平庸。例如，我看到有些网站采用的是 Flash 动画与静态图像设计相结合的方法，在展示产品方面具有非常好的效果。

（3）网站频道设置。对于健康产业来说，通常可设置这样几个频道。

公司简介：宣传公司背景、整体形象、经营业绩、企业文化、宏伟蓝图等。

信誉认证：这一点非常重要，尤其对于健康产业来说，展示一些相关证件，可快速提升客户对产品及店面的信任度，可展示公司的营业执照、荣誉证书、各种资质、专利技术等。

产品展示：详细展示公司各种产品，如产品图片、产品规格尺寸、产地、功效及详细参数。最好能够通过 Flash 动画的方式全方位展示说明。

在线订购：客户如果对产品感兴趣，可直接在网络上下单付款购买。

在线客服：如果条件允许，最好能够设置这一栏目，来实现线上售前和售后服务。

联系我们：店面或企业的各种联系方式。

网店分布：详细展示各大连锁店在国内或国外的分布、地址及联系方式。

优惠活动：向用户告知何时举办优惠活动，哪些商品可以优惠等相关活动细节及政策。

访客留言：客户双向交流查询系统。

计数器：准确计算企业的网站浏览量、浏览者信息、访问数量、访问者 IP、日统计、月统计、访问百分比等，用来帮助开发客户和修改营销战略等。

第二，网站推广。网站建设好之后，接下来的工作便是推广，有效地推广才能体现出网站的最大价值，具体可采用以下一些措施。

（1）网站优化。在网站首页及各个重要频道栏目中根据搜索引擎的网络语言特征嵌入相关文字，如某人有高血压之后，通常会在网络上这样搜索"高血压如何治疗"，把类似于这样的文字嵌入到网站中，就会提高网站的浏览量。

（2）登录搜索引擎。目前国内较大的搜索引擎有百度、搜狗、Google、好搜等，要一个不剩地去登录才能提高被接受。

（3）登录网站目录系统。也就是登录网址类网站，目前国内有两大网站目录系统，一是网址类网站，二是各大门户网站，这两类都要争取登录。

（4）添加友情链接。和一些健康类网站及相关的周边网站合作，进行友情链接互相添加，这样可提升客户的浏览量。

（5）开通网站论坛。有论坛就会有讨论，有讨论才会有人气，有人气才能提高网站的流量，并以此推动相关产品的推广。

（6）发帖推广。在其他健康类论坛、健康 QQ 群等相关平台发帖推广，这种方法简单实用，但容易树敌，遭人嫌弃，所以使用时要慎重。

此外，还有很多网站推广方法都是从以上几点演化而来的，如建立网站 QQ 群、同业网盟等，但这些都不重要，在使用以上一些方法时可根据情况创新开发。

健康产业O2O模式

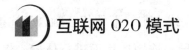 **互联网 O2O 模式**

什么叫O2O？通俗地讲，O2O即线上与线下的相互融合及连接。比如将线上的客户引流到线下，将线下的客户引流的线上，发挥各自的优势，从而提升客户的体验感受，推动行业的发展。

在健康产业，随着经济的深化改革和转型，国人的健康观念发生了天翻地覆的变化，健康产业以后将会成为中国最重要的支柱产业。而O2O的互联网商业模式将会成为推动发展这一行业的主力。因为网络购物已经成为人们的主要购物方式，所以电子商务必将成为健康产业的主要运营方式。

国家领导人习近平总书记在考察了基层医疗改革和服务后指出，人民群众对医疗服务均等化愿望十分迫切。现在一些大城市的大医院，一直都人满为患，老百姓看病难的问题突出，而要解决这个问题，需要结合互联网技术，来促进健康产业的发展。可见，国家对这一模式也是持支持的态度，那么，我们就更有必要大胆地去创建健康产业O2O模式了。

还以炎黄博爱健康管理系统为例，他们系统在成立之初是以传统模式为框架构建的，在运营过程中始终磕磕绊绊，困难重重，虽说一直在发展，但进度缓慢。他们老板找我聊过这个问题，在沟通中我们谈到了互联网。在对互联网了解之后，老板似乎茅塞顿开，回去之后立即着手转型，融入互联网因素。

现在，他们做得最出色的就是O2O模式，指导了很多健康企业及连锁店的运营，一些企业还将其遵从为模板在使用。这个模式的特点就是将连锁店与互联网结合，让互联网成为连锁店的前台，消费者通过网络查看商品、购买、结算，连锁店进行线下配送，这就是线上。前面我们讲到，O2O模式是线上与线下的相互融合及连接，所以，我们还可以将线上的客户引导在连锁店里面进行体验，将线下的客户引导在线上进行评价、购物，提升线上的流量，这样相互配合，取长补短，才能发挥O2O最大的优势。

总体来看，炎黄博爱健康管理已经实现了从单一的健康体检服务到创新、领先的健康服务业O2O产业链的升级，迎合了健康产业发展的趋势，实现了智慧体检连锁运营、社区健康卫生服务站、健康养老地产配套、政府健康民生工程四位一体的线下服务，是当今健康产业较为先进的健康管理系统。

当然，我们要明白，构建了O2O模式不等于成功，只要按部就班去执行就可以取得较好的效果，这种观念是错误的。和很多模式一样，随着社会的发展，我们要不断进行完善和改进，在使用的过程中发现漏洞要及时弥补，这样我们才能为客户提供最优质的服务。

打通线上与线下的通道

互联网 O2O 模式对健康产业的积极作用现在我们都有所了解，也明白这是健康产业发展的趋势。但作为做了多年传统模式的连锁店来说，如何才能打通线上与线下的通道呢？

先讲一个故事。有一次，一家健康连锁店的老板约我去谈事，我去找他。进店之后发现正门口摆了一个大大的二维码，旁边有介绍，意思是扫码即可获得水银温度计一支。出于好奇我就扫了一下，然后直接连接到了该连锁店的公众微信，点开一看，里面内容还真丰富，什么产品介绍、企业介绍、联系方式、在线购买以及企业网站等。前面我讲过健康产业网站的建设，其实这个公众微信就如同一个企业网站。

当时我想，这家企业在互联网营销方面做得很好啊！上楼后，在与老板交谈的过程中说到店面的二维码，他告诉我，以赠送礼品的方式让进店客户扫二维码其实就是将线下客户拉到线上的一个通道，让客户感受我们线上的服务。现在很多客户都习惯利用手机购物，如果有一天他需要我们的产品，有事或者不想走路来店里，可以在微信上直接购买。一是方便客户，二是保证店面的业绩。

我问："线下到线上的通道通过二维码解决了，而线上到线下的通道是如何解决的呢?"

他微微一笑,说:"这个还不容易,通过线上公布连锁店的活动,线上有联系方式、地址,这就是通道啊!"

通过我与该店老板的谈话,我想大家都明白了线上与线下的通道问题,其实也就是构建O2O模式的细节问题之一。

除了运用二维码之外,打通这个通道的方式有很多,如:

微信支付:针对连锁店线下用户,通过微信支付引导客户去线上或者装载线上平台。

下载手机APP购物优惠:构建手机APP系统,引导用户安装连锁店的APP系统。

网上支付积分:以积分积累兑换礼品的方式,引导用户线上支付。

线上会员线下免费体验:针对线上的客户,引导去线下体验。

线上会员进线下店有礼:针对线上的会员,引导去线下实体店。

当然,还有很多打通线上线下的方法。我要说的重点是,在构建O2O模式之后,一定要设定一个通道,方便客户线上线下相互流动,而且这个通道一定要明显,否则,就会影响O2O模式的效果。

线上客户引流方式与技巧

前面讲过很多次，互联网的发展和全面普及使很多客户聚集在了线上，线下实体店因此受到了很大的冲击，甚至有些实体店因此而关门大吉。健康产业不同于其他传统行业，很多产品需要体验，加之会销模式的优越性，所以实体店的构建有很重要的意义。但是，我们知道运营实体店的成本是相当高的，如果没有用户，那么实体连锁店将会面临极大的压力。因此，我们需要将线上的客户引流到线下实体店。

第一，线上引流的优势。

（1）对接平顺。线上的用户大多数对网络有"忠诚"的一面，如喜欢网上购物、浏览新闻或者喜欢网络游戏等。总之，他们对互联网都有一定的好感，所以，只要用对方法，引流会相对平顺很多。

（2）操作方便。线上引流只需要一台可以联网的电脑或者智能手机便可一个人操作，只要对各大自媒体平台加以熟悉，然后技巧性地运用，便可取得不错的效果。

第二，引流方式。

（1）"百度"引流。百度是网民用的最多的一个平台之一，所以，围绕百度搜索功能展开营销推广，把握百度各个平台的优势，进行引流通常会取得较好的效果。具体有：百度百科，利用百度百科撰写内容，植入关于连锁店及产品的相关信息，引导用户搜索；百度知道，用户在这里面提出自己不知道的问题，然后以积分奖励的机制刺激其他用户回答，同时，这些问题答案还被作为搜索结果，提供给其他有类似疑问的客户；百度贴吧，百度贴吧是一个聚集各类行业的"鱼塘"，在这里，你可以找到任何你感兴趣的帖子和群吧，只要加入，便可以在群吧中发布相关引流信息；百度文库，将一些产品知识、健康知识整理编辑成文章，植入相关联系方式上传到百度文库中，只要被人搜到且去阅读，同样可以起到引流的作用。

（2）"微博"引流。可通过以下几种方式进行：①被动式，所谓被动式，就是主动发布相关信息，让感兴趣的人主动来找你。例如，发表长微博，植入自己的微信号，表明如有需求可单独微信交流。②主动式，所谓主动式，就是主动@对方，与他们互粉，然后引流到线下连锁店中；

（3）"腾讯"引流。提到腾讯，第一时间让人想到的便是QQ，这是我们最熟悉不过的一款社交软件，几乎每个人都有一个QQ号。下面我们从QQ不同的功能来探讨如何引流。从QQ群中引流，QQ群是人群聚集的地方，在这里，我们可以更快更多地引流客户；QQ空间引流，把QQ空间首页设置成关于我们产品或服务的形式，这样客户一进来就知道我们是做什么的。需要注意的是，装扮中一定要留下自己的微信联系方式，而且可在多处留存，便于客户加你为好友。我们还可以发布一些与产品服务相关的软文或日志，内容中植入微信联系方式，起到引流的作用。此外，写留言、写评论、发照片等，都可以起到引流的作用；

（4）"论坛"引流。论坛是互联网中基于某网站的一个社交平台，由于论坛的沟通讨论优势，聚集了大量的忠实网民，而且有些论坛的活跃度也甚是震撼，所以一定不能忽视这样一个引流平台。因此可选择一些健康类的网站论坛或者当下较为流行的论坛，如天涯、豆瓣，通过发表文章植入相关信息的方式引流。

（5）"视频"引流。视频引流的方式主要是通过用户、通过关键词搜索而找到相关视频，点击观看而引导客户去线下实体店或成为线上网店的用户。这个方法的重点在于录制相关视频，以客户感兴趣的方式传递线下实体连锁店及相关产品的信息，之后可发布到一些较大的视频网站中。

线下客户引流方式与技巧

线上平台建立得再好，如果没有用户流量一切都是白搭，线上平台也就失去了意义。所以，我们也要将线下的客户引流到线上，让线上与线下同步。

第一，活动引流。线下活动引流是一件非常有意思的事情，不仅可以拓展自己的人脉，还会增长自己的见识，放松心情。作为健康产业连锁店，因为有实体店、有产品，所以采用这种方式引流具有很大的优势。

具体方式有：店面举行各种活动，如节假日促销活动、店庆活动、庆祝某分店开业活动等，邀请一些新老客户来参加，利用扫描二维码、线上平台购物优惠等方式，将线下的客户引流到线上。

第二，扫码活动。这种方式我在前面"打通线上与线下的通道"小节中已阐述过，这里做一下延伸。记得有一次我去逛街，在一个人群流量非常大的路口看到一些美女举着一些牌子，牌子上印着二维码，出于好奇我便扫了一下，根据提示我很快进入了一家足疗店的公众微信号。这种引流方式叫作"路演扫码活动"。作为健康产业的互联网平台，我们也可以这样做。例如，在一些健康产业展销会及其他大型活动中，在一些人流量较大的大街上、广场商场中，通过举牌二维码或将二维码印在人体明显位置的方式，来引流客户，往往也会取得较好的效果。

采用这种方式引流需要注意的是：①二维码制作一定要清晰，确定二维码能够扫出来。②给大众一个扫码的理由，就是说客户为什么要去扫码，如用优惠送礼品的方式来吸引客户扫码。③人流量一定要密集。既然是路演扫码活动，一定要有人流量，否则起不到引流的作用。

在大街上走，经常会有人给你发一些传单，传单上面往往印着一些二维码，这也是一种扫码引流的方式。通过阅读传单的内容，或者一些没什么事无聊的人通常会拿出手机去扫上面的二维码，这样商家就会达到引流的目的。这种方式相对简单，成本低，只需印一些彩页，将活动及二维码印在上面，在人流量密集的地方发给路人即可。需要注意的是，传单内容活动一定要具有吸引力，让客户觉得有很大的实惠。例如，扫码进店所有商品一律9折，原价89元，现价49元，免费体检、体验产品等类似的活动。

创意是互联网营销的动力

互联网营销难做吗？不同的人会给出不同的答案。做得优秀的和做得一般的或者做得很差的区别是什么？

最大的不同应该就是创意。那些优秀的互联网营销活动，那么光彩夺目，那么具有吸引力，那么出其不意。而那些做了很多却不见效果的营销活动，即使我们刻意去看，也是极其普通，无法提起兴趣，这便是是否有创意的区别。

我有一个朋友，主打产品是仙人掌酵素酶，在国内开了很多家连锁店，也有自己的官网。2015 年的元旦，他在官网做了这样一个有奖问答活动：围绕酵素酶设定了一些难易不等的问题，回答正确一个问题一分，回答得 10 分者奖励 2000 元及酵素大礼包，得 8 ~ 9 分者奖励 1000 元酵素大礼包；得 5 ~ 7 分者奖励 500 元酵素大礼包，转发此信息者获得网站 100 积分。

此活动一出，吸引了众多新老客户参与，短短三天之间，该信息的转发量达 8000 条，参与者两千多人。对于这样的效果，可以说这次网络营销活动是成功的，而且是有创意的。与一些夸张的产品宣传推广活动不同，此次活动以客户拿到实惠为主，虽然花费一些财力，但获得的效果却远远高于所花费用。

这就是创意，同时也是生产力。当然，如果这种活动长期做下去，效果可能会越来越弱，直到完全没有作用。因此，创意是需要更新的，没有永久的创意，只有永久的创新。

在商业中经常会听到这样一句话"没有创新，就没有出路"。的确如此，在网络营销活动中，没有创新不但没有出路，而且只有死路。那么，在我们该如何有创意地做网络营销呢？

第一，品牌推广创新。对于一些健康产品，很多产品的前期推广都是依靠一些简单、普通，最为常见的模式进行的。例如，为了节省成本，只是依靠微信推广；有些产品只是大量的在网络中做免费广告，让消费者不胜其烦，效果也不是很好。

对于高速发展的互联网来说，只是简单地将产品信息传递给消费者已起不到品牌推广的作用，我们需要根据时代市场的变化、消费者接受观念的改变而策划一些创新性的活动来提升品牌强度。

第二，推广渠道要创新。首先我们要明白，网络营销不能依靠某一个平台推广，而要善于整合发现一些新的渠道。例如，各大健康网站的论坛、微博、QQ 等都可以成为网络推广的平台。

所谓创意，就是出其不意，给人意外，这一点在网络营销活动中非常重要。而要做好这一点，就要打开思路，不要将心思全部放在自己的产品上，还要细心观察他人以及其他行业的营销思路，从中提炼创意点。

11 线上持续互动，线下生意长久

想想你小学时的朋友，有多少还依然关系很好呢？有多少已经变得陌生呢？同一时期认识的朋友，多年之后为什么会有差别呢？其主要原因就是平时联系的密度不同。关系依然很好的是因为经常保持联系，关系渐渐疏淡的是因为很久没有互动过。

互联网O2O模式中有一要素与此一样，即持续的互动。只有与客户保持互动，才能加强彼此之间的关系，让对方有需求的时候能够马上想到你，从而让交易更加稳定。当然，互动是需要技巧的，盲目、没有策略的互动往往会起到相反的效果。

第一，活动互动。通过策划一些活动引导用户参与，从而形成互动。炎黄博爱健康管理在3月8日妇女节曾给某健康连锁店策划了一个问卷调查活动，活动在线上线下同步进行，凡参与者都有机会获得连锁店提供的精美礼品一份。通过这次活动，销售员借此机会与所有的新老客户及潜在客户进行沟通，不但激活了客户，维护了客户关系，而且在这个节日该店的营业额也提升了50%。

北京有一家健康企业，2008年成立，刚成立前几年发展还行，在国内建了几家连锁店。之后随着互联网的崛起对实体经济的冲击，发展一直处于停滞状态。为了摆脱困境，该企业建立了"官方网站

＋网络社区＋社交媒体"三者紧密结合的线上运营思路，随后，该企业还做出了很多凸显O2O模式优势的举措，其中最有效的便是通过网上社区，鼓励线上反馈，改善线下服务。

鼓励就需要噱头，而噱头便是各种各样的活动，在开展活动后的半年时间，该企业网络平台共收到了20万条意见和建议，有效提升了该企业实体店的服务品质，赢得了消费者的认可。

第二，征集互动。玩微信的朋友大多都遇到过这样的事情，在朋友圈中经常会看到一些做微商代理的朋友有奖征集一些与自己产品有关的故事。例如，对方是卖酵素的，如果你提供的相关酵素的故事感人、完美，对方就会给你奖励产品。表面看他们这样做的目的是征集故事，事实上他们的主体是征集活动，通过这样的活动与消费者进行互动。

在健康产业网络平台中，我们当然也可以这样做，而且还可以将该类型的互动模式放大创新。例如，从环保的角度讲征集废旧电池，用户可以用废旧电池在实体店换取相应的小礼品；征集关于我们产品品牌的故事，优秀的故事在官网发布，给予用户一定的奖励；搜集我们产品适销对路的人，给予优惠使用产品，提供信息者给予奖励，等等。这样既和好友形成了一个互动，也可以有效推广自己的产品。

互动是一个双向实现的过程，在实行时切记要给用户一个方便介入的入口，内容能足够引起客户的兴趣，这样才能让这个纽带持续。